第2版

薬剤師が実践する
フィジカルアセスメント

～健康サポートに必要な知識と技能～

［監修］数 野 　 博

［編著］杉 原 成 美
　　　　小 嶋 英二朗
　　　　猿 橋 裕 子

樹至浩仁吾洋健一弘
大孝信康研恭雅真いつ子
谷毛崎原谷田野瀬田田
土徳長楢番匠平平広山横
浩也子洋道淳己保三郎
昌伸和敏雄亜季修哲
田本崎上原領藤摩田中
岡岡岡尾梶上敷佐志竹田

ふくろう出版

執筆者一覧

【監　修】

数野　　博　　ちょう外科医院　院長、福山大学薬学部　非常勤講師

【編　集】

杉原　成美　　福山大学　薬学部　教授
小嶋英二朗　　福山大学　薬学部　教授
猿橋　裕子　　福山大学　薬学部　准教授

【執　筆】

岡田　昌浩　　尾道市立市民病院　薬剤部、福山大学薬学部　非常勤講師
岡本　伸也　　尾道市立市民病院　薬剤部、福山大学薬学部　非常勤講師
岡崎　和子　　尾道市立市民病院　薬剤部
尾上　　洋　　(株)ファーマシィ　学術支援部　部長、福山大学薬学部　非常勤講師
梶原　敏道　　(株)ププレひまわり　執行役員　医療介護事業推進部　部長、
　　　　　　　福山大学薬学部　非常勤講師
上敷領　淳　　福山大学　薬学部　准教授
小嶋英二朗　　福山大学　薬学部　教授
佐藤　雄己　　福山大学　薬学部　教授
猿橋　裕子　　福山大学　薬学部　准教授
志摩亜季保　　福山大学　薬学部　助教
杉原　成美　　福山大学　薬学部　教授
竹田　修三　　福山大学　薬学部　教授
田中　哲郎　　福山大学　薬学部　教授
土谷　大樹　　児島中央病院　薬剤科
徳毛　孝至　　プライムホスピタル玉島　薬局
長崎　信浩　　(法)メリィホスピタル在宅支援センター
楢原　康仁　　因島薬品(株)　なかの薬局
番匠谷研吾　　福山大学　薬学部　助教、バウムクーヘン歯科クリニック顧問薬剤師
平田　恭洋　　(株)ファーマシィ　ファーマシィ薬局伊勢丘
平野　　健　　(株)ププレひまわり　ププレひまわり薬局御幸店
広瀬　雅一　　福山大学　薬学部　講師
山田　真弘　　(株)ファーマシィ　ファーマシィ薬局病院前、尾道薬剤師会　理事
横田いつ子　　兼吉調剤薬局　管理薬剤師、尾道薬剤師会　理事

序　文

　「患者のための薬局ビジョン」（厚生労働省：2015 年）において「かかりつけ薬剤師・薬局」が定義され、地域包括ケアシステムの中で服薬に関する一元的管理や在宅医療での薬学的管理指導等の機能を担うことが明記された。「健康サポート薬局」の制度（2016 年）の導入により、かかりつけ薬剤師・薬局としての機能に加えて地域住民による主体的な健康の維持・増進の積極的な支援や重症化予防等の役割が求められている。さらに、認定薬局（地域連携薬局・専門医療機関連携薬局）の制度（2021 年）が開始された。地域住民が住み慣れた環境の中で、自分らしく生きることを大切にしながら、良質な療養を享受するために地域薬局や薬剤師は重要な役割を果たすことが期待されている。薬剤師がこれらの役割を担うためには、地域住民の健康度や身体的状態を評価するヘルスアセスメントの技能を十分に備えることが必要となる。地域薬局におけるフィジカルアセスメントを積極的に取り入れた薬剤師によるヘルスアセスメントは、医薬品の適正使用のみならず、生活習慣を是正して薬効を最大限引き出すための情報提供や地域住民に生活習慣の改善を促す上での効果的な指導につながる。さらにフィジカルアセスメントは、薬剤による治療効果の把握や副作用の発現の有無など、病院、薬局あるいは在宅医療現場において薬物療法に欠かせない情報源の一つである。患者のわずかな体調変化を捉えることで、薬剤の効果の確認や、副作用の発現、重篤化の回避などへの対応が可能であり、個々の患者に対して最適な薬物療法の提案を図ることができる。特にハイリスク薬の服用管理においては重要である。フィジカルアセスメントは、継続的な観察に加えて、新たに起きた変化を早期に把握することも重要であり、チーム医療といえども他職種に委ねるのではなく、薬剤師自身が行うことに大きな意義がある。

　本書は、薬剤師業務の遂行に必要なヘルスアセスメントの中でも特にフィジカルアセスメントを修得するためのテキストとして編集したものである。フィジカルアセスメントの基本的な手技の修得に加えて、具体的にフィジカルアセスメントを実践し、患者が抱える課題を SOAP 形式で把握し、その対応を図る症例を例示している。症例は、地域住民の健康支援の拠点としての機能を発揮する健康サポート薬局と、細やかな管理が求められるハイリスク薬への対応を想定して設定した。本書が薬学生はもとより、すでに医療現場で活躍している薬剤師にとってもフィジカルアセスメントの意義と技能を修得する際の参考書となることを願う。

2023 年 3 月

編　集　者

目　　次

序　　文

第1章　ヘルスアセスメント

1．薬剤師によるヘルスアセスメント ------------------------------------ *2*

    1）身体面に関するアセスメント　*2*

    2）心理面に関するアセスメント　*2*

    3）社会面に関するアセスメント　*3*

2．薬剤師によるフィジカルアセスメントの意義 ------------------------- *4*

3．アセスメントと倫理的配慮 -- *4*

    1）基本姿勢　〜心構え・態度・身だしなみ〜　*4*

    2）インフォームドコンセント　〜説明と同意〜　*4*

    3）プライバシーの尊重　〜守秘義務〜　*4*

    4）アセスメント結果　〜情報共有〜　*5*

4．インタビューによる患者情報の把握 ------------------------------- *5*

    1）環境整備　*5*

    2）導入　*5*

    3）本題　*5*

    4）薬剤管理指導　*5*

    5）まとめ（クロージング）　*5*

    6）記録方法　*6*

第2章　フィジカルアセスメントの基本

1．バイタルサイン --- *8*

    1）意識　*8*

    2）体温（body temperature）　*10*

    3）脈拍（pulse）　*11*

    4）呼吸（respiration）　*13*

    5）血圧（blood pressure）　*15*

2．身体診察 -- 17
　　1）視診（inspection）　17
　　2）聴診（auscultation）　19
　　3）その他　19
3．簡易検査・測定機器 -- 21
　　1）体温計（thermometer）　21
　　2）肥満度（obesity index）　22
　　3）体組成計（body composition meter）　23
　　4）栄養状態の評価（nutritional state）　24
　　5）骨密度（BMD：Bone Mineral Density）　26
　　6）血圧計（sphygmometer）　27
　　7）心電計（Electrocardiograph）　28
　　8）聴診器（Stethoscope）　32
　　9）パルスオキシメーター（pulse oximeter）　33
　　10）血管年齢（vascular age）　35
　　11）スパイロメトリー（Spirometry）　36
　　12）血糖値（blood glucose level）　38
　　13）持続血糖モニタリング（continuous glucose monitoring）　39
　　14）グリコヘモグロビンA1c（HbA1c）　41
　　15）血中脂質値（blood lipid level）　42
　　16）尿検査（urinalysis）　43
　　17）イムノクロマトグラフィー（immunochromatography）　44
　　18）血液凝固能（blood coagulability）　45
　　19）認知症機能評価（dementia scale）　46
　　20）生活自立度（Independence degree of daily living）　48
　　21）摂食・嚥下能力　50
　　22）握力計（Handgrip dynamometer）　52
　　23）ロコモ度テスト（Locomo risk test）　53
　　24）足趾把持力　55
　　25）指輪っかテスト　56

第3章　健康サポートに役立つアセスメントと症例

1．高血圧 -- *58*

    1）病態と診断基準　*58*

    2）フィジカルアセスメントのポイント　*58*

    3）健康サポートと治療　*59*

    4）症例～血圧コントロール不良の高血圧症患者～　*63*

2．耐糖能異常 -- *66*

    1）診断基準　*66*

    2）フィジカルアセスメントのポイント　*67*

    3）耐糖能異常に対する健康サポート　*68*

    4）薬剤師によるサポート事例～耐糖能異常の疑いで薬局のサポートを受けることになった例～ *69*

3．慢性閉塞性肺疾患 -- *71*

    1）病態と診断基準　*71*

    2）フィジカルアセスメントのポイント　*72*

    3）健康サポートと治療　*74*

    4）症例～COPD の早期発見につなげるアプローチ～　*76*

4．認知症 -- *79*

    1）病態生理と診断　*80*

    2）フィジカルアセスメントのポイント　*81*

    3）健康サポートと治療　*81*

    4）症例～軽度認知障害（MCI）が疑われた患者～　*84*

5．骨粗鬆症 -- *87*

    1）病態と診断基準　*87*

    2）フィジカルアセスメントのポイント　*89*

    3）健康サポートと治療　*89*

    4）症例～歩行に対して不安を感じている骨粗鬆症の患者～　*94*

6．がん疼痛緩和 -- *97*

    1）がん疼痛の定義と診断　*97*

    2）痛みの包括的評価　*97*

    3）治療と管理　*100*

    4）症例～在宅療養中の大腸がん末期患者～　*101*

第4章　ハイリスク薬管理におけるアセスメントの活用

1．糖尿病薬 --- *108*

　　1）糖尿病概論　*108*

　　2）薬物療法　*109*

　　3）低血糖症状と対処法　*111*

　　4）症例〜薬剤性低血糖をきたした糖尿病患者〜　*111*

2．抗てんかん薬 -- *114*

　　1）てんかん概論　*114*

　　2）病態と診断基準　*114*

　　3）ハイリスクのポイントと管理　*116*

　　4）症例〜生活環境の変化に伴い抗てんかん薬の副作用を疑う症状が発現した男性〜　*118*

3．血液凝固阻止剤 -- *120*

　　1）抗血栓療法概要　*120*

　　2）薬物療法　*122*

　　3）出血リスクと血栓リスク　*124*

　　4）症例〜併用薬との相互作用によりワルファリンの作用が増強した患者〜　*125*

4．ジギタリス製剤 -- *127*

　　1）ジギタリス製剤の概要　*127*

　　2）ジギタリス中毒　*127*

　　3）中毒への対応　*128*

　　4）症例〜ジギタリス中毒をきたした在宅療養患者〜　*129*

5．免疫抑制薬1 -- *131*

　　1）関節リウマチ（rheumatoid arthritis：RA）概論　*131*

　　2）薬物療法　*132*

　　3）ハイリスク薬としてのメトトレキサート（MTX）の服薬管理　*132*

　　4）症例〜関節リウマチ治療中に出現したメトトレキサート（MTX）の副作用が疑われる症状への対応〜　*132*

6．免疫抑制薬2 -- *134*

　　1）ネフローゼ症候群の概論　*134*

　　2）治療と管理　*135*

　　3）カルシニューリン阻害薬の副作用と対策　*136*

　　4）症例〜副腎皮質ステロイド薬とシクロスポリンの服用によるニューモシスチスカリニ肺炎（PCP）を認める患者〜　*137*

7．抗悪性腫瘍薬 --- *139*

   1）抗悪性腫瘍薬概論　*139*

   2）抗悪性腫瘍薬による皮膚障害　*140*

   3）抗悪性腫瘍薬による間質性肺炎（肺臓炎、胞隔炎、肺線維症）　*143*

   4）症例　－1．～抗悪性腫瘍薬の服用による手足症候群を認める患者～　*144*

         －2．～抗悪性腫瘍薬の服用による間質性肺炎を認める患者～　*146*

   引 用 参 考 文 献　*149*

   索　　　引　*153*

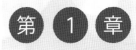

第 1 章

ヘルスアセスメント

1．薬剤師によるヘルスアセスメント

　世界保健機関（WHO）憲章において、健康は、身体的な面だけでなく、精神的および社会的な面からも評価することが定義されている。患者個人の健康度を評価するヘルスアセスメントは、薬物療法に携わる薬剤師にとり貴重な情報となる（図 1.1.1）。薬剤師は把握した情報を活用する能力の修得が大切である。患者から収集した情報は、患者の全人的医療を目的として、患者を取り巻く課題を POS に基づいて把握し、対応計画（治療計画）を練り、課題ごとに SOAP を作成する。フィジカルアセスメントを取り入れたヘルスアセスメントにより、充実した Objective data や Subjective data が収集され、課題の明確化と課題解決につながる。

1）身体面に関するアセスメント

　身体面に関するアセスメントとして、患者への問いかけの前に、歩き方や顔色などの外観を観察することは極めて重要である。患者への問いかけは、「どうされましたか？」、「調子はいかがですか？」などの一般的な質問から開始し、「よく、お休みになれますか？」、「食欲はありますか？」、「息切れなどはありませんか？」などの具体的な質問に展開していく。「耳鳴」、「不整脈」、「潜血反応」、「嚥下障害」などの相手に通じにくい専門語は使用しない。また、質問に対する回答の仕方や内容などもアセスメントの対象となる。

　バイタルサイン（意識、体温、脈拍、呼吸数、血圧）、身体診察（視診、触診、打診、聴診など）および、簡易検査や測定機器（体温計、血圧計など）を用いたフィジカルアセスメントにより、客観的データ（Objective Data）を収集する。

2）心理面に関するアセスメント

　身体状態が思わしくない場合、特に、病気を患っている場合、患者は一般健常人とは異なる心理状態にあることに留意するべきである。患者は自分自身のみならず、家族、仕事などさまざまな事柄に対して、不安、心配、焦燥感といったネガティブな感情に囚われがちである。そこで、患者との会話や問診などを通じて、ネガティブ要素がある場合は、疾患に対する受け止め方を見定め、軽減または解決する方法をともに考えていくことが必要になる。そのため、患者の信条、宗教、ストレス対処法、問題解決法、周囲の人との関係などから、その人の考え方や大切にしているものなど精神的側面のアセスメントが重要となる。

　心理面に関することはデリケートな問題を含んでいるので、患者との間に信頼関係を築くことがポイントとなる。薬学的管理上でも、患者の人となりを把握し、それぞれに最適な心理的アプローチで実施するよう心がけることが大切である。

3）社会面に関するアセスメント

　社会状態が身体の健康に及ぼす影響は少なくない。適切な薬物療法がおこなわれるために、薬剤師は、患者の社会的な側面も把握しておくことが必要である。社会的状況の変化は、受診や治療継続の困難度、服用薬のコンプライアンスに影響を与える。患者が勤労者の場合、職業、仕事の内容、就労状況によって身体的、精神的負荷が異なる。失業は経済的な問題を生じるとともに、しばしば健康状況や治療環境にも影響を与える。また、高齢者の場合は、地域社会との関わりや生活習慣が、認知症やロコモティブシンドロームの発症に影響を及ぼす。高齢者の引きこもりは、日常生活動作（ADL：activity of daily living）や手段的日常生活動作（IADL：instrumental activity of daily living）の能力消失の速度を速めることが懸念される。

　家族は、患者を取り巻く、最も身近な社会構成の基本単位である。予防からリハビリテーションまでのすべての段階で家族は重要な役割を担っている。患者家族はキーパーソンとなり、公的な社会資源や保険制度の活用の選択に関与するとともに、在宅医療においては、さらに大きな役割を担う。

　その他、患者の居住環境や文化的な背景、知識や学歴も、適切な薬物療法を行うための情報となる。

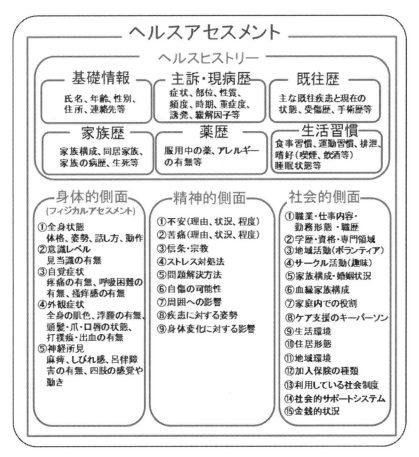

図 1.1.1　ヘルスアセスメント

2．薬剤師によるフィジカルアセスメントの意義

　薬剤師自らが患者のヘルスアセスメントを行い、必要に応じてフィジカルアセスメントによる患者情報を収集することが推奨される。薬剤師によるフィジカルアセスメントは、アセスメントを通じて患者との会話や接触の機会が増え、患者へのきめ細かなケアや信頼関係の構築につながり、服薬の動機付けやコンプライアンスを向上させる。また、多職種との連携を強化し、医療機関や在宅医療でのチーム医療における薬物療法の有効性を高める。薬局で OTC 薬を販売する際にも、受診勧奨を含めて、患者への対応を適切に判断する手段として有効である。フィジカルアセスメントを積極的に取り入れた薬剤師によるヘルスアセスメントは、地域住民の健康の拠点として地域薬局が機能し、患者の QOL（Quality of Life）の保持や改善の上からも大きな意義がある。現在、非侵襲性の簡易な測定機器や検査薬の登場により、多様なアセスメント情報の収集が可能となっている。健康であっても日頃から気軽に薬局に立ち寄り、地域住民がセルフチェックや薬剤師のアセスメントやアドバイスを受ける習慣は疾病の予防に有効と考えられ、健康寿命の延伸に繋がることが期待される。

3．アセスメントと倫理的配慮

1）基本姿勢　～心構え・態度・身だしなみ～
　薬剤師がヘルスアセスメントを行うためには、薬剤師と患者との間に良好な信頼関係が構築されていることが重要である。そのためには、いかなる時も「患者第一」という心構えを持って患者と接する。患者と接する前には、患者にはどのように自分が見えているかを考えて、心構え・態度・身だしなみを整える。

2）インフォームドコンセント　～説明と同意～
　患者には、ヘルスアセスメントを実施する前に、薬剤師がアセスメントを行う目的を明確に伝え、同意を得ることが必要である。

3）プライバシーの尊重　～守秘義務～
　アセスメントを行う環境整備も重要で、アセスメント実施中の声が周囲に漏れないような配慮も必要である。本人並びに家族に関することで知り得た個人情報には守秘義務が発生する。

4）アセスメント結果　〜情報共有〜

　アセスメントの結果は、患者にも理解できる形で伝える。簡易検査機器などを使用した数値結果に対して興味を喚起することは、患者の健康管理および薬物療法の正しい理解につながる。

4．インタビューによる患者情報の把握

　インタビュー（問診）は貴重な情報収集の機会となるため、医学的な根拠を理解したうえで、五感を駆使して臨むことが大切である。インタビュー「する」側の準備は万端でも、「される」側の協力がなければ必要な情報を収集することはできない。患者が様々なことを話してくれるような信頼関係を築くように努める。

1）環境整備

　患者のプライバシーが保護され、リラックスできる環境を整えることが理想である。

2）導入

　信頼関係をつくる重要な段階であり、挨拶、自己紹介、患者の確認およびインタビューの了承など、「礼儀作法」をおろそかにしてはならない。患者の様子に臨機応変に対応してアセスメントを始める。

3）本題

　限られた時間の中で主訴、現病歴、既往歴、生活歴、家族歴など様々な情報を収集する必要がある。カルテや看護記録などの多職種が作成した記録を積極的に活用し、薬剤管理指導に必要な情報を整理しておく。また、初回面談などのアセスメントで得られる情報はデータベース化するなどして、同僚の薬剤師も共有できるようにしておく。

4）薬剤管理指導

　薬剤管理指導は薬剤師にとって重要な職務である。得られた情報から問題点を抽出し、解決方法を探索するプロセスを構築する。多くの病院・薬局では POS（Problem-Oriented System）を採用している。

5）まとめ（クロージング）

　インタビューを終了することを患者に伝える。患者が疑問や不安を残さないように質問の機会を設ける。

6）記録方法

　多くの病院・薬局でPOSを採用して、薬剤管理指導記録を活用しているが、薬学的管理の中にヘルスアセスメントの概念を取り入れることが理想である。薬剤師も健康管理全般に職域の視野を広げて患者に寄り添う姿勢が大切である。

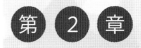

フィジカルアセスメントの基本

1．バイタルサイン

1）意識

（1）目的・意義

　意識とは、覚醒状態にあり外界との区別が付き、刺激に対して的確に反応できる状態にあることをいう。意識障害には量的な覚醒度（意識レベル）の障害（昏睡、半昏睡、傾眠、昏迷）と質的な精神状態の変容（朦朧状態、せん妄）を伴う障害がある。意識の評価は危篤な状況か否かを判断する際に重要となる。

（2）評価法

① 意識評価基準（コーマスケール）

　意識障害のレベルを評価する目的で、Japan Coma Scale（JCS、表 2.1.1）や Glasgow Coma Scale（GCS）などの分類が利用されている。

表 2.1.1　Japan Coma Scale

I　覚醒している状態　（1桁で表現）	
意識清明ではないが見当識は保持されている	1
見当識障害がある	2
自分の名前・生年月日が言えない	3
II　刺激に応じて覚醒するが，刺激をやめると眠り込む状態　（2桁で表現）	
普通の呼びかけで開眼する	10
大声で呼びかけたり、強く揺すったりすると開眼する	20
痛み刺激を加えつつ、呼びかけを続けることでかろうじて開眼する	30
III　刺激しても覚醒しない状態　（3桁で表現）	
痛み刺激に対して払いのけるなどの動作をする	100
痛み刺激で手足を動かしたり、顔をしかめたりする	200
痛み刺激に全く反応しない	300

② 手順

イ）呼びかけ刺激

- まず普通の声で患者の名前を呼ぶ。
- 反応がない場合、さらに大きな声で呼びかける。
- 言葉による反応、口を動かす、眼をこちらに向ける等について確認する。
- 見当識障害が無いかどうかを確認する。

ロ）痛み刺激（呼びかけ刺激で反応がない場合）（図 2.1.1）
- 爪床部刺激法（ペンなどを母指の爪の付け根に押しつける）
- 眼窩上縁内側部圧迫法（眼窩上縁を圧迫する）
- 両側耳下部圧迫法（耳下のくぼみを同時に圧迫する）

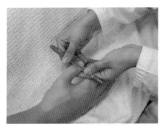 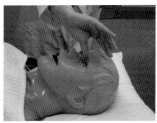 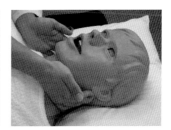

a. 爪床部刺激法　　　　　b. 眼窩上縁内側部圧迫法　　　　c. 両側耳下部圧迫法

図 2.1.1　痛み刺激の加え方

（3）評価上の注意

　呼びかけに対して、返答するまでの時間や内容が正確であるかを確認する。同じ反応が繰り返される場合や、声かけがないと眠ることもあるので判別に注意する。見当識の有無は、現状況を認識しているかどうかで確認する。痛み刺激の加え方は、安全でかつ確実な方法を用いる。

（4）意識障害と評価

　意識レベルの状態に応じて、昏睡、半昏睡、傾眠、昏迷などに分類される。昏睡とは痛みなどの刺激に対して反応しない状態をいう。反応するが十分に目を覚まさない場合を半昏睡、軽度な場合を傾眠という。また、痛み刺激を避けようとするが、問いかけには的確に答えられず、行動も合目的的でない場合を昏迷という。

　JCS では開眼の状態を尺度とし覚醒状態を３つに大別する（表 2.1.1）。状態観察から開眼が確認される場合、刺激を加えると開眼する場合、刺激を加えても開眼しない場合を、それぞれ１桁、２桁、３桁の数字で表す。さらに各桁の中は３分割されている。意識障害の程度が重篤であるほど数値は大きくなる。さらに、不穏(restlessness)を伴っている、尿失禁(incontinence)がある、無動性無言（akinetic mutism）や失外套症候群（apallic state）がある場合には、数値にそれぞれの頭文字の R、I、A を付ける（例：30-R など）。

　意識障害が軽度と観察された場合でも、脳腫瘍や慢性硬膜下血腫、脳炎、脳血管障害などの徴候の可能性もあるので注意が必要である。もちろん昏睡などの意識障害下にあっては、すぐに医師へ連絡するとともに、全身状態、呼吸、脈拍、血圧、体温のバイタルサインについてもアセスメントを行う。

２）体温（body temperature）

（1）目的・意義

　体温は通常、熱の産生と放散のバランスにより一定に保たれている。しかし、様々な病態変化によって体温の変動が観察されることから、体温は簡便で鋭敏な指標として、感染症や炎症の有無の評価や早期発見に繁用される。また、体温の変動を、薬剤の効果の推定に利用することができる。

（2）測定法

① 使用器具

　体温計には電子体温計、赤外線体温計、水銀体温計などがある。電子体温計による腋窩温の測定が一般的である。電子体温計は、最初の 60～90 秒の温度上昇の度合いを、体温計内に記憶させている様々な体温の上昇パターンとすり合わせて、その予測値を算定し表示するものである。赤外線鼓膜体温計は、数秒で測定できるため乳児の体温測定に使用されてきた。さらに、赤外線体温計は非接触で迅速に測定できることから、COVID-19 への感染予防対策として出入口に設置され、汎用されるようになった。水銀体温計の使用は可能であるが、水俣条約により製造や輸出入は禁止されている。

② 手順

　イ）測定前には、10 分程度安静を保つ。

　ロ）汗をかいている場合には十分にぬぐっておく。

　ハ）体温計は、下から突き上げるように腋窩に差し込み測定する（図 2.1.2）。

　ニ）測定中は、反対側の手で上腕部を押さえておく。

　ホ）一定時間後、値を読みとる。

（3）測定上の注意

　体温は、一般的にセ氏温度を用いて「BT：37℃」と表記される。体温は正常でも部位による違いや時間帯により変化（日内変動）や活動に伴う変動がある。体温の推移を観察する場合は、できる限り同一部位で同一時間に測定する。入浴後、食後、運動後などは体温が上がる。乳幼児の場合、泣いている時は上がりやすくなるので避ける。閉経前の女性では性周期が観察され、プロゲステロンの作用により排卵後に体温が上昇する。また、外傷などの炎症がある場合、炎症部位での測定値と深部体温（体の中心部の体温）とが異なることがある。

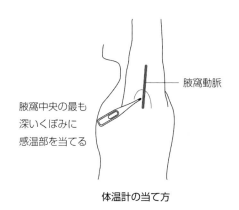

腋窩動脈

腋窩中央の最も
深いくぼみに
感温部を当てる

体温計の当て方

図 2.1.2　腋窩温の測定時の
　　　　　体温計の当て方

（4）体温の異常と評価

　医学的な「発熱」は 37.5℃以上、「高熱」は 38℃以上とされている。しかし、個人差があるので個人の平熱の把握が重要となる。新生児は高く、外気温に左右されやすいが、高齢者や若い女性などでは、平熱が 35℃という場合も少なくない。同じ 37℃という体温であっても、平熱が 35.5℃と、36.8℃では年齢や治療中の疾患などによっては対応が異なる場合がある。

　体温の異常には、高体温とその逆の低体温がある。高体温は、体温調節中枢において正常よりも高い温度にセットされている「発熱」の場合と、熱中症にみられる熱の放散能を超えて熱が産生される「うつ熱」の場合がある。典型的な発熱パターンとしては、稽留熱、弛張熱、間欠熱などがある（図 2.1.3）。体温上昇をきたす原因としては、感染症の他、甲状腺機能亢進、膠原病、悪性腫瘍などがある。一方、体温低下をきたす原因には、出血性ショック、寒冷曝露、低血糖、甲状腺機能低下などがあげられる。

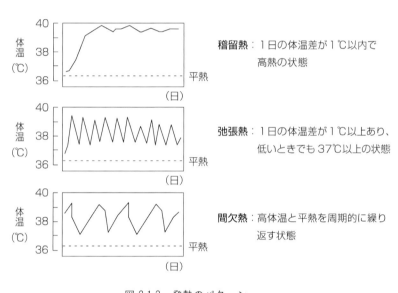

図 2.1.3　発熱のパターン

3）脈拍（pulse）

（1）目的・意義

　脈拍とは心臓が血液を送り出す際に動脈に生じる拍動である。通常 1 分間に動脈に生じた脈動の数を脈拍数という。脈拍は心臓の拍動および全身に血液が十分にいきわたっているかを簡便に把握することができる有用な方法である。心臓の働きに影響を及ぼす薬剤は数多く、また、様々な疾患によって頻脈や徐脈が観察される。脈拍数や不整脈のアセスメントを行うことは、患者の状態を把握し、副作用の発現を早期に発見する上で意義がある。

（2）測定法

① 測定部位

　最も脈拍が触れやすく一般的な測定部位は橈骨動脈であるが、その他、頸動脈や上腕動脈、足背動脈での測定も行われる。左右同時に測定を行うことで血行障害の有無を把握することができる。

② 測定方法

イ）橈骨動脈

　橈骨（手首の内側・親指側）に橈骨動脈があるのを確認し、3指（示指、中指、薬指）を軽く当て測定する（図2.1.4）。

ロ）頸動脈

　下顎角から喉仏へ向かって2～3cm下の部位に3指を軽く当て測定する。頸動脈の測定は必ず片方ずつ行う（図2.1.5）。

ハ）上腕動脈

　上腕動脈で測定を行うときは、左手で患者の前腕を保ち、測定者の右の3指を皮膚ごと押し込むようにして測定する（図2.1.6）。

ニ）足背動脈

　下肢を伸ばし、仰臥位の姿勢で測定する。それぞれの足背に測定者の両手をおき、3指を用いる（図2.1.7）。

③ 測定時間

　脈が規則的に打っている場合は、10秒間もしくは15秒間測定し、6倍または4倍して1分当たりの脈拍数を求めることが多い。ただし、不整脈が認められた場合や60回／分以下の徐脈が認められた場合は、1分以上測定する。

（3）脈拍の評価

　脈拍数の正常域の目安は、成人で60～100回／分であり、100回／分以上で頻脈、60回／分以下で徐脈となる。脈拍は加齢とともに減少し、乳幼児の正常域は80～120回／分と高く、高齢者の正常域は50～60回／分と低い。頻脈の原因としては、

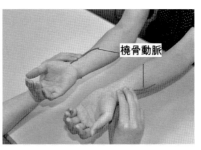
図 2.1.4　橈骨動脈における測定

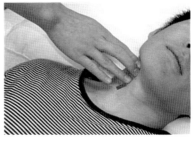
図 2.1.5　頸動脈における測定

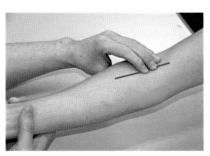
図 2.1.6　上腕動脈における測定

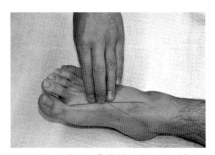
図 2.1.7　足背動脈における測定

脈拍測定動画

https://youtu.be/i8OFnrmGYSo

貧血、甲状腺機能亢進、低血糖などが考えられるが、運動、食事、脱水（入浴、夏季）、精神的興奮などによっても脈拍数が増加する。また、徐脈の原因としては、甲状腺機能低下、β遮断薬などの薬剤によるものがある。スポーツなどで運動量の多い人では脈拍数が一般的に低い。

　不整脈の場合、脈が抜け落ちるためリズムが不規則になる。心房細動が起こっている場合はリズム性が認められない。

　脈拍に左右差や上下差がある場合、脈が触れない部位より心臓に近い部位で血行障害や閉塞があることが考えられる。重症糖尿病で血管障害がでている患者においては、四肢末梢、特に下腿から末梢側の血流低下は壊疽や壊死につながるため、皮膚の色調とあわせて確認することが重要となる。

4）呼吸（respiration）

(1) 目的・意義

　呼吸の主な役割は、各臓器や組織に酸素を運び、体内で産生された二酸化炭素を放出することにある。低酸素血症を引き起こした場合、脳や心臓などの重要な臓器に障害をきたす恐れがある。したがって、呼吸状態のアセスメントは医療従事者の重要な共有情報になる。

(2) 測定法

① 方法

　問診と視診が基本になる。呼吸数と深さだけでなく、呼吸パターンや前胸部・腹部の動き、息苦しさなどの自覚症状を確認し、顔面・唇の色や末梢の皮膚の色の変化などを観察することで、正常または異常を判断する。

② 手順

イ）呼吸数と深さ

　「呼吸回数を調べます」と患者に伝えると緊張することから、自然な流れの中で実施することが望ましい。血圧の測定や談話をしながら、20～30秒間の呼吸数を数え、1分間当たりの呼吸数を算出する（表2.1.2）。

ロ）呼吸パターン

　呼吸のリズムや深さに異常がないかを観察する。努力呼吸の有無を評価する（表2.1.2）。

ハ）易呼吸姿勢

　易呼吸姿勢は、呼吸障害の著しい場合に取られる姿勢である（図2.1.8）。起坐呼吸は、坐位で前かがみになることで横隔膜が下がり、換気スペースが広がり呼吸筋の運動が楽になる。偏側臥位呼吸は、無気肺・胸水貯留などの片側性肺病変において、健側肺を上にすると楽な場合と換気血流比の改善から患側肺を上にすると楽な場合がある。その他、意識的におこなわれる口すぼめ呼吸（息を吐くときに口をすぼめることで、口腔に陽圧が生じ気道も陽圧となり吐くことが容易となる）などの状態を評価する。

（3）呼吸状態の評価

　通常の呼吸状態では、1分間あたりの呼吸数は18回程度である。薬剤師による呼吸状態のアセスメントは、前回との比較により、薬物療法における治療効果の確認や副作用の早期発見に繋げることができる。例えば、感染症に対して使用された抗生物質が有効であれば、解熱と共に正常になった呼吸数や呼吸パターンから、感染症コントロールの成否が確認できる。また、特徴的な呼吸パターンは、患者の状態を把握するのに有効である。

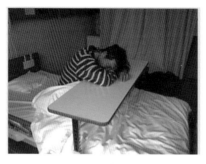
a．起座呼吸

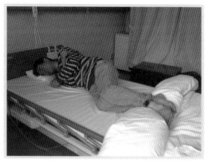
b．偏側臥位呼吸

図 2.1.8　努力呼吸

表 2.1.2　呼吸状態

項目	状態（呼吸数と深さ）		呼吸パターン	代表疾患
正常	成人：16〜20回／分 1回500 mL 程度　規則的			
数と深さの異常	頻呼吸	回数増加 25回／分以上		発熱・肺炎・間質性肺炎 代謝性アルカローシスなど
	徐呼吸	回数減少 12回／分以下		頭蓋内圧亢進・麻酔 睡眠薬投与時など
	過呼吸	深さのみ増加		神経症・過換気症候群
	多呼吸	数と深さの増加		運動時・過換気症候群 肺塞栓など
	少呼吸	数と深さの減少		肺胞低換気症候群 死亡直前・麻痺
	無呼吸	安静時の一時的な停止		睡眠時無呼吸症
リズム異常	チェーンストークス呼吸	呼吸の深さが周期的に変化		脳出血・脳腫瘍 尿毒症・重症心不全
	ビオー呼吸	不規則な呼吸		脳腫瘍・脳膜炎・脳外傷
	クスマウル呼吸	深くゆっくり		糖尿病性ケトアシドーシス

	鼻翼呼吸	気道を広げるために、鼻翼を広げ咽頭を下に大きく動かす	重篤な呼吸不全
努力呼吸	下顎呼吸	口や下顎をパクパクして空気を取りこむ	死亡直前
	陥没呼吸	胸郭内が陰圧になり、吸気時に胸壁がへこむ	胸壁が未完成な新生児や未熟児の呼吸障害

5）血圧（blood pressure）

（1）目的・意義

　血圧とは、血流が血管壁に及ぼす側圧のことで、心臓や血管の機能を表すバイタルサインの１つである。血圧には動脈圧と静脈圧があるが、通常は動脈圧を指す。心臓は周期的に収縮と拡張を繰り返し、動脈圧も周期的に変動している。心臓の収縮期に血液が大動脈から駆出されると動脈圧は上昇する。このときの最も高い圧を最高血圧（収縮期血圧）という。大動脈圧が血液を駆出した左心室内圧より高くなると大動脈弁が閉じ、心臓から血液が押し出されなくなる。この動脈圧が最も低下した状態の圧を最低血圧（拡張期血圧）という。最高血圧と最低血圧の差を脈圧という。血圧を規定する主な因子は、心拍出量と末梢血管抵抗である。高血圧の重大合併症である脳卒中・心筋梗塞・心不全の発症率を下げるためにも高血圧の薬物治療は重要である。したがって、血圧測定により、高血圧症などの有無や、降圧薬の有効性などを知ることができる。

（2）測定法

① 使用器具

　簡単に短時間で測定できる自動電子血圧計（p.27 参照）が推奨される（図 2.1.9）。

② 手順

イ）患者に血圧を測定する了解を得る。

ロ）座位もしくは仰臥位で安静を保つ。

ハ）上腕を露出させ、心臓と同じ高さにして上腕動脈を触知する。

ニ）指 1 ～ 2 本入る程度の余裕をもたせ、腕帯を肘部から 2 ～ 3 cm 程度の上腕に巻きつける。

ホ）測定終了後、血圧計に表示される最高血圧値、最低血圧値を読み取る。

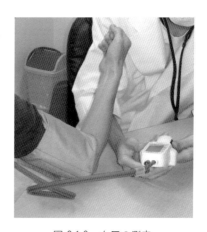

図 2.1.9　血圧の測定

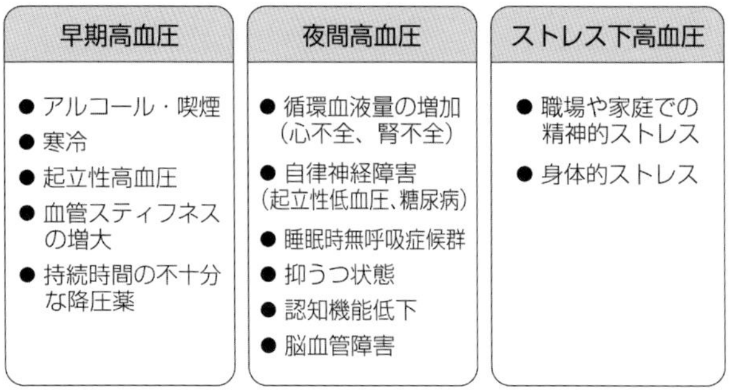

早期高血圧	夜間高血圧	ストレス下高血圧
● アルコール・喫煙 ● 寒冷 ● 起立性高血圧 ● 血管スティフネスの増大 ● 持続時間の不十分な降圧薬	● 循環血液量の増加（心不全、腎不全） ● 自律神経障害（起立性低血圧、糖尿病） ● 睡眠時無呼吸症候群 ● 抑うつ状態 ● 認知機能低下 ● 脳血管障害	● 職場や家庭での精神的ストレス ● 身体的ストレス

図 2.1.10　仮面高血圧に含まれる病態とその因子

（3）測定上の注意

　血圧は、正常でも左右の腕による違い、時間帯による変化（日内変動）、姿勢、気温、運動、食事、睡眠、ストレス等により変動を伴う繊細なものである。また白衣高血圧、仮面高血圧などに注意が必要である（図 2.1.10）（第 3 章 1．高血圧参照）。したがって、起床後 1 時間以内と就寝時の 2 回測定することが大切である。

（4）血圧の異常と評価

　血圧は朝起床時や、緊張時など、様々な場面で上昇することがあるが、普段の血圧が正常範囲内であれば特に問題はない（表 2.1.3）。正常であれば、夜間、睡眠中の血圧が 1 日の中でもっとも低く、安定した状態になっているが、夜間に血圧が下がらない夜間高血圧などもあるので注意が必要である（図 2.1.11）。また血圧の異常には病態によるものや薬の副作用によるものもある。

　血圧が高い状態が続くことにより動脈硬化が進行し、心筋梗塞や脳卒中などの原因となり、また腎臓病の発症や糖尿病の合併症のリスクが上がる。したがって、家庭内で血圧を日常的にモニタリングすることが薬物療法上重要である。

表 2.1.3　成人における血圧値の分類

分　　類	診察室血圧（mmHg）			家庭血圧（mmHg）		
	収縮期血圧		拡張期血圧	収縮期血圧		拡張期血圧
正常血圧	＜120	かつ	＜80	＜115	かつ	＜75
正常高値血圧	120-129	かつ	＜80	115-124	かつ	＜75
高値血圧	130-139	かつ／または	80-89	125-134	かつ／または	75-84
Ⅰ度高血圧	140-159	かつ／または	90-99	135-144	かつ／または	85-89
Ⅱ度高血圧	160-179	かつ／または	100-109	145-159	かつ／または	90-99
Ⅲ度高血圧	≧180	かつ／または	≧110	≧160	かつ／または	≧100
（孤立性）収縮期高血圧	≧140	かつ	＜90	≧135	かつ	＜85

［出典：日本高血圧学会（2019）高血圧治療ガイドライン 2019、p18］

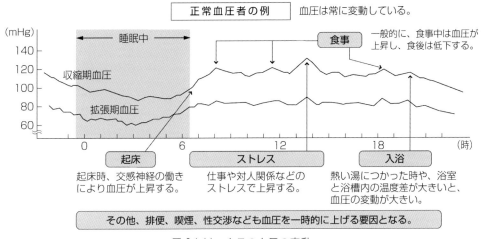

図 2.1.11　1日の血圧の変動

［出典：別冊 NHK 今日の健康　高血圧］

2．身体診察

1）視診（inspection）

　視診は、目で見たものを客観的な情報として得る手段である。患者に出会った時から視診は始まる。問診をしている間にも、視診は可能である。落ち込んでいる、気分が高揚している、落ち着きがない、動作が緩慢あるいは不自然である、疲労・倦怠感がないかなどを観察する。

（1）手順

　イ）適切な明るさの下で行う。自然光が望ましいが、必要な場合は照明具を使用する。

　ロ）適切な室温に調節する。寒すぎたり暑すぎたりすると皮膚の色などに影響が出るため、正確な視診ができなくなる。

　ハ）問診をしながら行う。漠然と見るのではなく、全身の大きさ・形・左右対称性・色・性状・動作・姿勢・表情などを、系統的に観察する。異常な所見があれば、記録する。

（2）異常と評価

① 顔

　表情は乏しくないか、顔は赤みを帯びていないかなどを観察する。これらの症状から、精神疾患、発熱などの身体的状態が把握できる。

② 眼

　眼瞼（まぶた）、眼瞼結膜（まぶたの裏側）、眼球結膜（白目の部分）の色の変化、浮腫がな

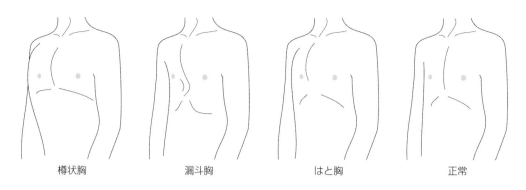

| 樽状胸 | 漏斗胸 | はと胸 | 正常 |

図 2.2.1　胸郭の異常

いかなどを観察する。眼瞼周囲の浮腫がある場合は腎不全など、眼瞼結膜が全体に白い場合は
貧血など、眼球結膜が黄染している場合には胆汁うっ滞などを疑う。

③　口腔

　口腔粘膜や歯肉の状態を確認する。抗精神病薬、三環系抗うつ薬などの抗コリン作用による
口腔乾燥症、化学療法に起因する口内炎、抗てんかん薬、カルシウム拮抗薬の長期連用による
歯肉増殖症に注意が必要である。

④　頸部

　頸部にはリンパ節が多数存在しており、症状が著明な場合は視診でも明らかに腫脹、左右差
が確認できる。腫脹が認められる場合は、炎症、感染症、悪性腫瘍などを疑う。

⑤　胸部

　胸郭の左右対称性、変形の有無を観察する。胸郭の異常として、樽状胸、漏斗胸、はと胸が
ある（図 2.2.1）。樽状胸は、胸腔内容積を増加させ、酸素摂取量を維持するよう胸の厚みが増
した状態であり、慢性閉塞性肺疾患（COPD）などでよく観察される。漏斗胸、はと胸の多く
は先天性である。

⑥　皮膚

　皮膚の色調変化を観察する。発疹、点状出血、紫斑、血腫については注意が必要である。医
薬品による重篤な皮膚障害であるスティーブンス・ジョンソン症候群、中毒性皮膚壊死症など
は、発症範囲が広く、症状の進行も早い。他に、薬剤または化粧品により生じる光線過敏症や、
抗癌剤により生じる手足症候群がある（p.141　表 4.7.1 参照）。

⑦　指・爪

　ばち指、爪の変形を観察する。ばち指は、太鼓バチの先のように見える指先の変化で、爪の
付け根に浮腫が生じて盛り上がった状態である（図 2.2.2）。低酸素血症を生じた肺疾患などに
よりチアノーゼが数ヵ月にわたった場合に現れる。爪の変形は、貧血に伴う扁平化、爪白癬に
よる爪先の肥厚化、抗がん剤治療などにより現れる（図 2.2.3）。

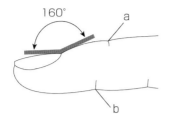

160°

a

b

正常（ばち指なし）

爪の付け根で作られる角度が160°程度である。
指先と遠位指節間関節（a-b）を合わせると、左右
の爪の間に隙間が空く。

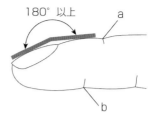

180°以上

a

b

異常（ばち指あり）

爪の付け根で作られる角度が180°以上である。
指の付け根が出っ張っているため、指先と遠位指
節間関節（a-b）を合わせることができない。

図 2.2.2　ばち指

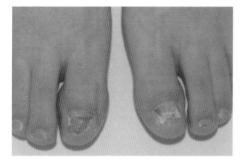

抗がん剤による手足症候群
そうこう
爪甲の粗造化、混濁、萎縮、変形がみられ、
爪郭部に紅斑を伴う疼痛がある。

図 2.2.3　爪の変形

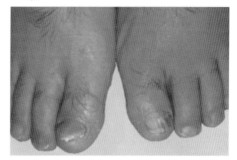

爪白癬
爪甲が白く混濁、肥厚し、脆弱になる。鏡検で
菌要素（菌糸、分節胞子）を検出することで、
手足症候群と鑑別が可能である。

https://youtu.be/SLZu14DgpOM

2）聴診（auscultation）

　聴診とは体内に発する音を診断することである。心音、呼吸音、胸膜音、腸音などが対象となる。胸部聴診では心音、心雑音、頸動脈雑音、呼吸音などを聴き、腹部聴診では腹部血管雑音、グル音を聴く。聴診を行う際は、副作用の早期発見など薬学的視点をもって実施することを患者に説明し同意を得る。聴診時は聴診器（p.32 参照）の採音部を手で温める。聴診中も採音部が冷たくならないように配慮する。

3）その他

（1）打診（percussion）

　打診とは身体の表面をたたいて振動を与え、生じた音を聴き取り内部の状態を知る方法である。打診部位の内臓構造によって聞こえる音の性質が異なるため、密度を知るために用いられ

表 2.2.1　打診音の種類

清音	張り、響きのある音 音は低い（トントン）	正常な肺のように含気量が多い所で聞こえる
濁音	鈍く、詰まったような音（ダンダン）	心臓、肝臓、筋肉など均一の組織で満たされ密度が高い所で聞こえる
鼓音	太鼓をたたいたような響く音 音は高い（ボンボン）	ガスや貯留した胃や腸管など空洞があるところで聞こえる

［出典　岡庭　豊:フィジカルアセスメントがみえる　第 1 版　　P.17］

る（表 2.2.1）。

（2）触診（palpation）

　触診とは手で患者に触れ、皮膚表面やその内部の状態を把握する方法である。触診では皮膚の性状、可動性、圧痛の有無や程度などが把握できる。触診では炎症による疼痛や腫瘍、浮腫などの有無を確認できる。触診により患部の大きさ、硬さ、位置、温度、湿潤性や弾力性、ならびに振動・拍動を観察することにより疾患やその重症度が推定される。浮腫の確認方法として、前脛骨部、足背の水分貯留が最も評価しやすい。母指で少なくとも 5 秒間、しっかり圧迫する。水分貯留がある場合、圧迫痕が観察できる。腎疾患以外にも、心不全や肝硬変等でも見られる。

　頸部には、多数のリンパ節が存在する。腫瘍や炎症による腫脹が確認できる。

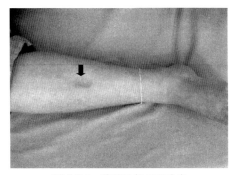

図 2.2.4　前脛骨部の圧迫痕

https://youtu.be/aycaEeXY6Ww

3. 簡易検査・測定機器

1）体温計（thermometer）

（1）器具

　体温計には電子体温計、赤外線体温計、水銀体温計などがある（図 2.3.1）。わが国では１分間電子体温計により腋窩温を測定することが多いが、欧米では口腔温が一般的に測定されている。口腔温は、舌小帯を避け、舌下中央付近で測定する（図 2.3.2）。口腔内に病変がある患者、意識障害、鼻閉（口呼吸）・咳嗽、呼吸困難のある患者には禁忌である。

　COVID-19 感染防止のため出入口での検温に、非接触型赤外線体温計が汎用されている。赤外線鼓膜体温計は、数秒で体温が測定できることから乳児の測定に便利である。

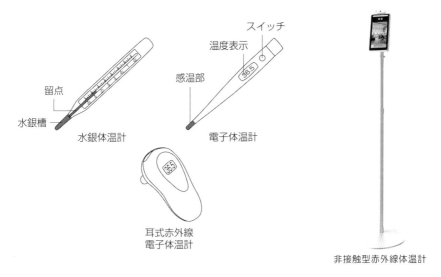

図 2.3.1　体温計の種類

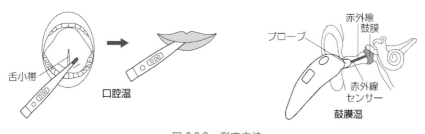

図 2.3.2　測定方法

（2）測定原理

電子体温計は、最初の 60〜90 秒
の温度上昇のパターンを、体温計に
内蔵されたマイクロコンピュータ
ーの解析により上乗せ分（α）が算
出され、平衡温が表示される予測式
測定が一般的である。予測式アラー
ムの後も測定しつづけると実測式
に自動的に切り替わる（図 2.3.3）。
腋窩と口腔内とではそれぞれ異な

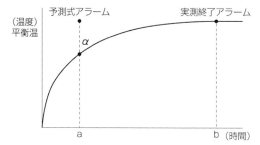

図 2.3.3　予測式体温計のメカニズム

［出典 田中裕二編：わかって身につくバイタルサイン、学研
メディカル秀潤社、2013、p23］

ったプログラムで平衡温を予測することから、専用の体温計を用いる。

赤外線体温計は人体から発せられる赤外線の量を測定し、それを温度に換算して表示するも
のである。非接触体温計は額の中心あたりであれば赤外線を検知することが可能であり、精度
は±0.1 度〜±0.3 度である。一般的に鼓膜温は、腋窩温に比べて高値を示す傾向がある。赤外
線鼓膜体温計は鼓膜の傍を通る内頸動脈の温度を間接的に測定する（図 2.3.2）。

2）肥満度（obesity index）

① BMI（body mass index）

BMI は、ヒトの体格指数であり、体重
と身長の関係から算出される。

$$BMI = 体重（kg）/［身長（m）]^2$$

日本肥満学会では、死亡リスクが最も
低いとされる BMI 22 を標準としてお
り、18.5 未満を低体重、25 以上を肥満
に分類している（表 2.3.1）。体脂肪率が
考慮されない BMI による判定では、正
しく肥満の状態が判定されない場合が
ある。筋肉質のスポーツ選手の場合、低
い体脂肪率でも高体重だと「肥満」と判定
され、一方、隠れ肥満の場合、体脂肪率が
高くても低体重だと「痩せ」となる。

妊娠期における望ましい体重増加は妊
娠前の妊婦の BMI で異なる（表 2.3.2）。

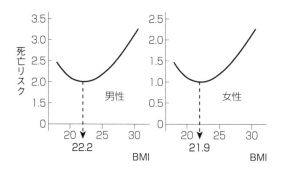

図 2.3.4　BMI と死亡リスク

表 2.3.1　BMI の判定基準

BMI	判　　定	
< 18.5	低体重	
≧ 18.5〜25>	普通体重	
≧ 25〜30>	肥満	肥満1度
≧ 30〜35>		肥満2度
≧ 35〜40>		肥満3度
≧ 40		肥満4度

表 2.3.2　妊娠中の体重増加指導の目安*

妊娠前の体格**	BMI	体重増加量指導の目安
低体重	18.5 未満	12〜15kg
普通体重	18.5 以上 25.0 未満.	10〜13kg
肥満（1 度）	25.0 以上 30.0 未満.	7〜10kg
肥満（2 度以上）	30.0 以上	個別対応 （上限 5kg までが目安）

* 「増加量を厳格に指導する根拠は必ずしも十分ではないと認識し、個人差を考
慮した緩やかな指導を心がける。」産婦人科診療ガイドライン編 2020
CQ010 より
** 体格分類は日本肥満学会の肥満度分類に準じた。

乳幼児については、満 3 ヵ月〜5 歳は
表 2.3.3 の値が用いられる。学童期は、
ローレル指数（10×体重(kg)／[身長
(m)]3）や、日本学校保健会から刊行され
た「児童生徒の健康診断マニュアル」が
用いられる。

表 2.3.3　乳幼児と適正 BMI

年　　齢	下限	上限
乳児（満 0 歳（3 ヵ月以上））	16	18
幼児（満 1 歳〜5 歳）	15	17

急性の体重増加は、浮腫への注意が必要である。甲状腺機能低下、腎不全や心不全、ネフロ
ーゼ症候群などの疾患は体重増加を引き起こすことがある。副腎皮質ステロイドや向精神薬、
経口避妊薬などの薬剤の服用によっても体重増加が起きることがある。

② ウエスト周囲径

特定健康診査では、ウエスト周囲径により、内蔵脂肪の蓄積が評価される。男性では 85 cm、
女性では 90 cm 以上を判定の基準としている。

3）体組成計（body composition meter）

筋肉や脂肪、骨などの体を構成する組成分のことを「体組成」といい、体への侵襲を伴うこ
とがなく、簡便な方法で体組成を推定し表示する機能を有する機器を体組成計と称している。
体重に加えて基礎代謝量や体脂肪率、筋肉量、骨量などを知ることにより、日々の健康管理に
役立てることができる。

（1）機器

家庭用、業務用、及び医療用機器がある（図 2.3.5）。家庭用は、低価格で入手可能だが体内
水分量や体温の影響を受けやすい。業務用や医療用は、体の部位別の体組成を測定することを
可能としている。計測データをスマートフォンなどに電子的に転送可能な体組成計も普及して
おり、グラフなどで経時的な変化を可視化する機能も活用することで、自主的な健康管理の継
続を促すことも期待される。

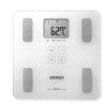
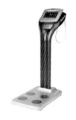
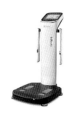

家庭用体組成計 HBF-228T　　業務用体組成計 MC980A-N plus　医療用体組成計 InBody970
（オムロン）　　　　　　　　（TANITA）　　　　　　　　　　（InBody Japan）

図 2.3.5　体組成計の種類

（2）測定原理

　体に微弱な電流を流し、その電気抵抗値から体組成を推定する「生体電気インピーダンス（Bioelectrical Impedance）法」により計測を行う。筋肉や血管は電気を通しやすく、脂肪がほとんど電気を通さない性質を利用している。

（3）計測方法と評価

　体内水分量や体温の変化により体組成の計測値に影響が生じ得ること、ならびに1日の生活において体内の水分は徐々に下半身に集まる傾向があることから、毎日できるだけ同じ時間に同じ状態（食前、入浴前など）で計測することが推奨される。

4）栄養状態の評価（nutritional state）

　高齢者の健康維持や自立障害の予防に、高齢者の筋肉量を正確に評価し適切な栄養治療が重要である。高齢者の栄養評価では、血清アルブミンなどの血液検査所見と身体計測指標を組み合わせた Geriatric Nutritional Risk Index（GNRI）等の評価が推奨されるが、在宅や施設入所の高齢者の場合は、血液検査を必要としない Mini Nutritional Assessment（MNA）が有用とされている。

① 理想体重比（%IBW）

　理想体重比は、標準体重と比較して求められ、80～90%で軽度、70～79%で中等度、69%以下で高度の栄養不良とされる。理想体重（IBW：ideal body weight）は、身長と有病率が最も低いとされる BMI 22 から算出される。

$$\%IBW = 現在の体重（kg）／IBW^{※}×100$$ 　　　　※IBW＝［身長（m）］^{2}×22

② 体重減少率（% LBW：Loss of body weight）の評価

　低体重であったとしても体重が増加傾向であれば、カロリーが適正に摂取されている可能性を示す。一方、標準体重以上であったとしても、著しい体重減少は栄養摂取不足が疑われる。

したがって、健常時の体重からの変動の把握は栄養状態の評価に有用である（表 2.3.4）。

ただし、浮腫や下痢、脱水、発熱、利尿剤の服用時など水分が、著しく減少するため、栄養評価の指標とはならない。

LBW（%）＝［現在の体重（kg）－健常時体重（kg）］／健常時体重（kg）×100

表 2.3.4　体重減少率の評価

期　　間	有意な体重減少	重度な体重減少
1 週間	1〜2%	2%以上
1 ヵ月	5%	5%以上
3 ヵ月	7.5%	7.5%以上
6 ヵ月	10%	10%以上

③　上腕周囲長、上腕三頭筋皮下脂肪厚、上腕筋囲長
　　利き腕でない方の腕を測定する。ただし、片麻痺がある場合は、麻痺のない腕を測定する。同一の測定者によって測定されることが好ましい。日本人身体計測基準値（JARD2001 ： Japanese Anthropometric Reference Data 2001）と比較して評価する。

イ）上腕周囲長（AC：arm circumference）は、エネルギー摂取量を反映し、筋肉量と体脂肪の指標となる。成人男性平均値 27.2 cm、女性 25.3 cm である。標準の 80〜90%で軽度、60〜80%で中等度、60%以下で高度の骨格筋と体脂肪の消耗状態と判断される。

ロ）上腕三頭筋部皮下脂肪厚（TSF：triceps skinfold）は、体脂肪量（貯蔵脂肪量）の指標となる（図 2.3.6）。成人男性平均値は 11.4 mm、女性 16.1 mm である。標準の 80〜90%で軽度、60〜80%で中等度、60%以下で高度の骨格筋と体脂肪の消耗状態と判断される。

ハ）上腕筋囲長（AMC：arm muscle circumference）は、筋蛋白量の指標となる（図 2.3.7）。成人男性平均値は 23.7 cm、女性 20.3 cm であ

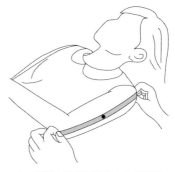

1. 肩峰と尺骨肘頭の中点の位置を確認。

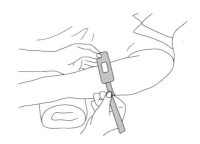

2. 中点の周囲を測定する。3 回測定し、平均をとる。

図 2.3.6　上腕周囲長の測定

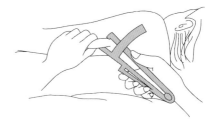

中点より 2cm 上の腕の背側の皮膚をつまみ、測定する。3 回測定し、平均をとる。

図 2.3.7　上腕三頭筋部皮下脂肪厚の測定

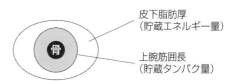

皮下脂肪厚（貯蔵エネルギー量）
上腕筋囲長（貯蔵タンパク量）

図 2.3.8　皮下脂肪厚と上腕筋囲長

る。上腕周囲長と上腕三頭筋皮下脂肪厚（図 2.3.8）から下記式により算出される。標準の80〜90%で軽度、60〜80%で中等度、60%以下で高度の消耗状態が疑われる。

$$\boxed{AMC（cm）＝ AC（cm）－ \pi \times TSF（cm）} \qquad \pi ＝3.14$$

④ 血液検査

内臓蛋白質の評価として、血清アルブミンやレチノール結合蛋白質、トランスサイレチン、トランスフェリンなどの急性半減期蛋白が用いられる。

5）骨密度（BMD：Bone Mineral Density）

（1）器具

薬局では、超音波を利用した簡易機器（図 2.3.9）が利用可能であり、病院ではX線を用いた機器が使用されている。

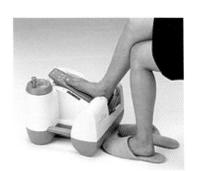

QUS 法

図 2.3.9　超音波測定法

（2）測定原理

超音波を用いた QUS（Quantitative Ultrasound）法は、踵骨（かかとの骨）に超音波を当て、超音波の反射および透過速度や透過量を数値化する。X線を使用しないため、妊婦でも測定可能であり、測定時間も 1 分未満と短いが、精度はやや劣る。

（3）骨密度の評価

骨量が最大となる 20〜44 歳の若年成人の平均 BMD 値（YAM：Young Adult Mean）に対する割合（%YAM）および同年齢の平均 BMD 値に対する割合（%AGE）が基準になる。図 2.3.10 に QUS 法による測定結果を例示する。骨粗鬆症の診断基準には YAM が用いられる。測定した BMD 値が YAM に対し、80%以下である時は骨減少症や骨粗鬆症の疑いが強くなるので、病院への受診を勧める。

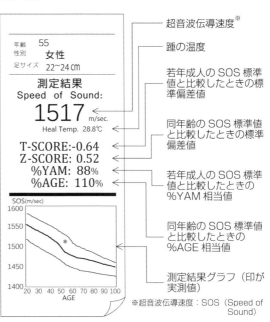

図 2.3.10　測定結果プリント（例）

6）血圧計（sphygmometer）

（1）器具

　自動電子血圧計による測定法が一般に広く使用されている（図 2.3.10）。自動電子血圧計は、乱流が生じる際の動脈の振動の変化をセンサーにて測定する。その他に聴音法で使用するアネロイド血圧計、水銀血圧計がある。水銀血圧計は水銀に関する水俣条約により製造・販売と輸出入が出来ないことから、他の器具の使用が推奨される。継時的モニタリングには同一の機器を用いることが重要である。

血圧測定動画
https://youtu.be/cd31ZLxWjHw

（2）測定原理

① 自動電子血圧計による測定法

　カフ（腕帯）で圧迫して動脈を閉塞し、カフ圧を減圧する過程で血管壁に生じる振動をセンサーにより測定する方法である。

② アネロイド血圧計を用いた聴音法

　聴音法では聴診器やカフに内蔵したマイクロホンでコロトコフ音を確認する。低い音が聞こえ始めた時点のカフ圧を「最高血圧」、音が聞えなくなった時点のカフ圧を「最低血圧」とする（図 2.3.12）。

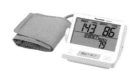

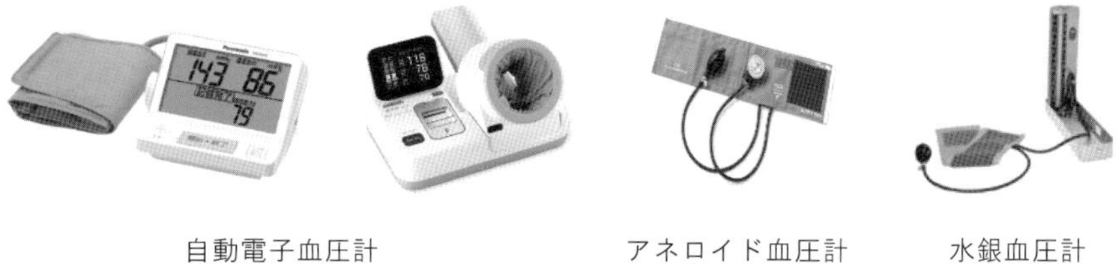

　　自動電子血圧計　　　　　　　　アネロイド血圧計　　　水銀血圧計

図 2.3.11　血圧計の種類

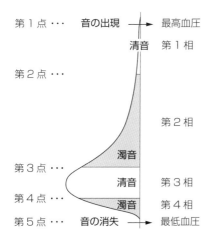

第1点・・・	音の出現 → 最高血圧
第2点・・・	清音　第1相
第3点・・・	濁音　第2相
第4点・・・	清音　第3相
第5点・・・	濁音　第4相
	音の消失 → 最低血圧

コロトコフ音とは
　カフの減圧により、血流再開にともなう動脈の血流が、心臓の拍動に応じて血管壁を叩く音をいう。

図 2.3.12　コロトコフ音による測定

7）心電計（Electrocardiograph）

（1）目的・意義

QT 延長などの心電図異常は、多くの薬剤に起因する副作用としても観察される。重篤な場合は、時として致死性不整脈に至ることもある。また、電解質異常は心電図に特徴的な変化を示すことが知られており、薬学的管理を行う上で心電図は有用な情報源となる。通常、心電計といえば健康診断や人間ドックなどで受けられる 12 誘導心電計を指すことが多い。誘導とは心臓の電気的活動を心臓のどこから見るかを示す用語であり、12 誘導心電計はその名の通り 12 方向から心臓の電気活動（電流）を捉える。近年、家庭用心電計を薬局で扱う機会も増えており、健康サポートを行う上でも重要なツールとなり得る。

心電図測定動画
https://youtu.be/pz60c11G-1E

（2）器具

12 誘導心電計の他に、簡易型心電計がある。簡易型心電計には、家庭や外出先で動悸などの症状が起きたときに自分で心電図を記録できる携帯型心電計、血圧計と一体となった家庭用心電計や、24 時間心電図を記録し不整脈を検出するホルター心電計などがある（図 2.3.13）。

（3）測定

薬学的管理を目的に、薬局窓口や在宅業務では携帯型心電計が活用されている。携帯型心電計では基本的に一つの誘導により測定が行われるため、得られる情報は限られるが（6 つの誘

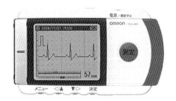

HCG-801(オムロン)

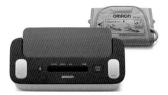

HCR-7800T（オムロン）

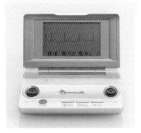

リード・マイハート（トライテック）

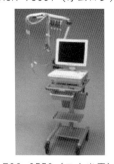

ECG-2550（日本光電）

図 2.3.13　心電計

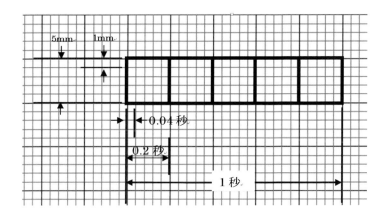

図 2.3.14　心電図の記録用紙

導による測定が可能な心電計も上市されている）、操作が簡便で患者自身による測定が可能であるというメリットがある。測定は、本体の電極を右手指と左胸に接触させることにより行うものや、両手第 1 指を本体電極に接触させるものなどがある。また、外部電極を接続し、任意の誘導で測定することが可能な機器も存在する。

（4）評価方法

① 心拍数

　心電図の記録紙は大小のマス目から成る（図 2.3.14）。小さいマス目は一辺が 1 mm の正方形で、大きいマス目は一辺が小さいマス目 5 個分である。小さいマス目 1 個分を記録するのに必要な時間は 0.04 秒、大きいマス目 1 個分を記録するのに必要な時間は $0.04 \times 5 = 0.2$ 秒となる。したがって R 波が大きなマス目 5 マス毎に記録された場合、心室が 1 秒に 1 回拍動していることを示しているため、心拍数は 60 回／分となる。

② 心電図波形

　心電図に現れる波形は、P 波・QRS 波・T 波からなる（図 2.3.15）。

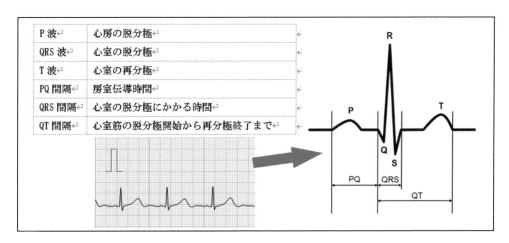

P 波	心房の脱分極
QRS 波	心室の脱分極
T 波	心室の再分極
PQ 間隔	房室伝導時間
QRS 間隔	心室の脱分極にかかる時間
QT 間隔	心室筋の脱分極開始から再分極終了まで

図 2.3.15　心電図の波形

（5）薬学的管理での活用

　薬剤師が薬の効果、副作用のモニタリングなどの薬学的管理を目的に心電図を利用する場合のポイントを以下に述べる。

① 心拍数

　頻脈、徐脈の有無、および、脈の整、不整について確認を行う。脈の規則性が消失している状態では、治療を要する不整脈の可能性もあるため、未治療の場合は受診を強く勧める。また、心拍に影響する薬剤は少なくないため、心拍について薬の効果、副作用発生の有無という観点で確認を行う。

② P 波

　非ジヒドロピリジン系カルシウム拮抗薬、β遮断薬、ジギタリス等は、洞機能抑制により、P 波が確認できない徐脈となることがある。

③ PQ 間隔

　PQ 間隔は房室伝導時間を反映し、0.21 秒以上に延長したものが房室ブロックである。房室ブロックは、ジギタリス、β遮断薬、非ジヒドロピリジン系のカルシウム拮抗薬など、房室伝導抑制作用を有する薬剤によっても生じることがある。房室伝導時間の延長を認めるが、脈の欠落のない I 度房室ブロックは必ずしも治療の対象になるものではない。

④ QRS 幅

　QRS 幅は心室の興奮時間を反映し、通常は 0.12 秒以下である。QRS 幅の延長は心室全体が興奮するために、正常より時間を要していることを示している。Na チャネル遮断薬は、その伝導抑制作用により QRS 波の間隔は延長するが、過度な延長が生じた場合、QRS 幅がサインカーブ様に延長した心室頻拍を生じることがある。

⑤ ST

　ST は心室筋がすべて脱分極している時相を指し、心筋の障害は ST を変化させる原因となる。一般に心筋梗塞発症直後では ST が上昇し、労作時狭心症のような虚血が起こると ST は低下する。ジギタリス服用中の患者に ST の盆状低下がみられることがあるが中毒を意味するものではない。ST 間隔は高カルシウム血症で短縮（QT 間隔も短縮）し、低カルシウム血症で延長（QT 間隔も延長）する。

⑥ T 波

　T 波は心室興奮の回復過程を反映する。虚血性心疾患や心肥大では T 波の平低化や陰転化が観察される場合がある。また、高カリウム血症では T 波増高やテント状 T 波が、低カリウム血症では T 波の陰転や平低化が見られる。T 波に続いて U 波が確認されることもある。

⑦ QT 間隔

　QT 間隔は心電図を薬学的管理で用いる上で、最も重要な指標である。QT 間隔には、抗不整脈薬などの薬剤以外も電解質異常などが影響する（表 2.3.5）。これらにより QT 間隔時間の延長が引き起こされた場合、致死性不整脈であるトルサード・ド・ポアンツ（図 2.3.16）をきた

表 2.3.5　薬剤誘発性 QT 延長症候群

抗不整脈薬：Ⅰ群薬（キニジン，ジソピラミド，プロカインアミドなど）
　　　　　　Ⅲ群薬（アミオダロン，ニフェカラント，ソタロールなど）
抗潰瘍薬：H_2 受容体拮抗薬（ファモチジンなど）
抗生物質：エリスロマイシンなど
向精神薬：定型・非定型抗精神病薬，三環系抗うつ薬など
脂質異常症治療薬：プロブコールなど

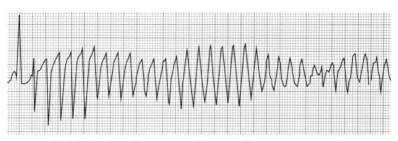

図 2.3.16　トルサード・ド・ポアンツ（Torsades de pointes）

す危険が生じる。また、電解質異常はよく遭遇する副作用の一つであるため、薬学的管理にお
いて、この QT 間隔は非常に重要である。Bazett による補正 QT 間隔（QTc）が薬剤投与後に
500 msec 以上となった場合を「QT 延長あり」とする指標もあるが、薬剤性 QT 延長に関する
明確で広く認められている基準は存在しない。

＜QT 間隔の求め方＞
　QT 間隔の計測法として、目視法と接線法がある。目視法は、T 波が基線に復する点を目視に
より同定し、QT 間隔を計測する方法である。接線法は T 波下降脚の最大傾斜部に接線を引き、
その接線が基線と交差する点を T 波終末点として QT 間隔を測定する方法である（図 2.3.17）。
T 波の終末点の同定は、計測者により差が生じやすいが、接線法は、計測者間のばらつきは少
ない。

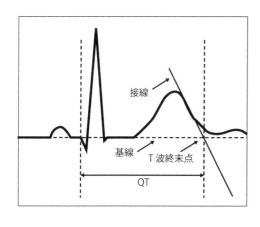

図 2.3.17　接線法による QT 間隔の測定

☆QT 間隔の補正法
　QT 間隔は心拍数が早いと短くなり遅いと
長くなるという関係にあるため、心拍数によ
る補正が行われる。種々の補正式が知られて
いるが、Bazett の補正がよく使用される。

> Bazett の式
>
> 　先行する RR 間隔の平方根で QT 時間を割ることで補正 QT 間隔（QTc）を求めることができる。
>
> $$QTc = QT / \sqrt{RR}$$

8）聴診器（Stethoscope）

（1）測定の原理

　聴診器は体の表面に接触させることにより体内の可聴音を増幅させて聴く道具であり、心音、呼吸音、腸音、血管音などを聴き分ける。聴診器はチェストピース部、バイノーラル部（導管、イヤーチューブ、イヤーピース）から構成される。チェストピースにより音を拾い、その音が導管を経由してイヤーピースに伝わる（図 2.3.18）。

聴診器動画
https://youtu.be/61PotlQ1_xQ

① チェストピース

　一般的に膜型とベル型の 2 面があり、用途に応じて切り替えて使用できる。膜型は高音を、ベル型は低音を集音しやすい。膜型は押し付ける強さにより集音の領域を調節し、音の高低を聴き分けることができる。詳細を下表に記す（表 2.3.6）。

② 導管

　一般に太く短いものの方が伝導がよい。操作のしやすさを考慮すると 40～50 cm の長さの物が使用しやすい。

③ イヤーピース

　外耳道の方向に合わせて先端を挿入する。挿入の向きがあり、挿入の向きを間違うと正しくフィットしないためうまく聴こえない。またフィットしたイヤーピースを使用しないと、音漏れの発生や外部の雑音を拾うため集音の効率が低下する。

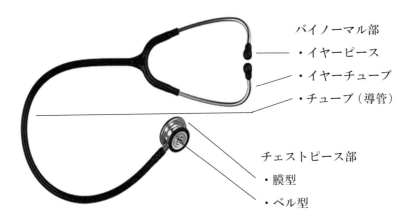

バイノーマル部
・イヤーピース
・イヤーチューブ
・チューブ（導管）

チェストピース部
・膜型
・ベル型

図 2.3.18　聴診器の構造

表 2.3.6　膜型とベル型の違い

	膜型			ベル型
特徴	高音の聴取に適している			
聴診器の持ち方			利き手でチェストピース部を直接触る。または押し当てるように持つ。	利き手でチェストピース部を直接持つのではなく、付け根の部分を持つ。
聴診器の使用方法	皮膚との隙間がないよう、押さえつけた跡が残るくらいの強さで押し当てる。理由：皮膚との擦れる音や周囲の音が入らないようにするため、振動をより伝えやすくするため。			皮膚に軽く当て、密着させる。理由：強く押し付けると皮膚が膜の働きをしていて低音が減弱する。また、皮膚との間に少しでも隙間ができると音を聴取しにくくなる。
適応	コロトコフ音呼吸音、心音腸蠕動音 など			コロトコフ音過剰心音など

9）パルスオキシメーター（pulse oximeter）

（1）目的・意義

　動脈血中の酸素量は呼吸の状態を反映しており、動脈血中のヘモグロビンのうち酸素と結合しているものの割合を示したものが動脈血酸素飽和度（SaO_2：arterial oxygen saturation）である。SaO_2 の測定には動脈からの採血が必要となるため、ベッドサイドでは SaO_2 の代替として経皮的動脈血酸素飽和度（SpO_2：peripheral capillary oxygen saturation）が測定される。SpO_2 はパルスオキシメーターにより非侵襲的かつ簡便に測定できる。特に呼吸器系疾患や呼吸不全の患者においてはバイタルサインの一環として測定されている。また、気管支拡張薬等の薬効の評価や病態増悪の予兆発見、麻酔時や手術中の呼吸状態の評価などにも利用されている。

酸素飽和度測定動画
https://youtu.be/Bc2ci2MAn1Y

（2）測定法

① 使用器具・原理

　測定にはパルスオキシメーターを用いる（図 2.3.19）。クリップ状あるいは指サック状のプローブを指先や耳などにつけて測定する。近年はプローブと本体が一体化しているものが多い。多くの機器ではリアルタイムで SpO_2 と共に脈拍も測定できる。

　原理としては、動脈血中の酸素と結合したヘモグロビンと酸素と結合していないヘモグロビンの光の透過率の違いを利用して、2 種のヘモグロビン比を測定し、SpO_2 を算出するものである（図 2.3.20）。動脈と静脈の判別には脈動の有無を利用している。

② 手順

イ）プローブをつける指先等の汚れ（マニキュア等含む）を除去しておく。冷え症等によりプローブ装着部位の血流が滞っている場合は、保温やマッサージを行う。

ロ）パルスオキシメーターの電源を
入れ、プローブを装着する。

ハ）測定中はプローブ装着部位を動
かさないようにする。

ニ）プローブ装着数秒後からリアルタ
イムでSpO₂（％）や脈拍（回／
分）の測定結果が表示される。測
定値は20～30秒程度おいて安定
してから値を読み取る。

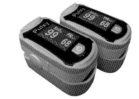
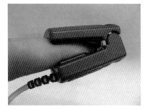

図 2.3.19　パルスオキシメーター

（3）測定上の注意

パルスオキシメーターによる
SpO₂ の測定は、酸素の結合の有無
によりヘモグロビンの吸光度が異
なることを利用している。したがっ
て、マニキュアやインクなどプロー

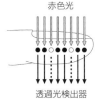
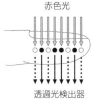

透過光検出器　　　　　　　　透過光検出器

A．通常：酸素の結合の有無による　　B．異常：呼吸不全などにより、酸素
ヘモグロビンの赤色光の透過率の違　　と結合していないヘモグロビンが増加
いから、その存在比を測定し、SpO₂　　すると SpO₂ は低値となる。
が求まる。

※ ●：酸素結合型ヘモグロビン、○：酸素非結合型ヘモグロビン

図 2.3.20　測定原理

ブ装着部位に光を遮るようなものが付着していると、実際の酸素飽和度より SpO₂ は低値を示し
たり、測定不能となる（図2.3.21A）。また、末梢動脈の脈動も利用しているので、寒い場所
での測定や冷え症、極度の低血圧などにより末梢血流が十分ではない場合も正しく測定するこ
とができない（図2.3.21B）。このようなことはよく起きるので、あらかじめ測定部位を保温し
たり、マッサージしておく。一方、一酸化炭素中毒や亜硝酸製剤の内服によるメトヘモグロビ
ン血症など異常ヘモグロビンがある場合はヘモグロビンの吸光度が変化するため、原理上、正
確に測定することができず、実際の酸素飽和度より高値となる（図2.3.21C）。正確な SpO₂ の
測定が不能な場合、血液ガス分析の実施を検討する。

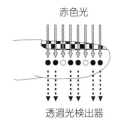
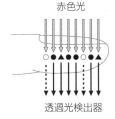

透過光検出器　　　　　　　　透過光検出器　　　　　　　　透過光検出器

A．遮光物がある場合：　　　B．血流低下の場合：　　　C．異常ヘモグロビンがある場合：
マニキュアや汚れにより　　寒冷時や極度の低血圧、　　一酸化炭素中毒やメトヘモグロビン血症
光が遮られると、実際の　　末梢循環障害などでは、　　などでは、異常ヘモグロビンを酸素結合
値より低値となる。　　　　測定不能となる。　　　　　型ヘモグロビンとしてカウントされてし
　　　　　　　　　　　　　　　　　　　　　　　　　　まうため、高値となる。

※：●：酸素結合型ヘモグロビン
　　○：酸素非結合型ヘモグロビン
　　▲：異常ヘモグロビン

図 2.3.21　SpO₂ 測定値に影響する要因

（4）SpO₂ の評価

およその基準値は 96〜99％であるが、個人差が大きく、また加齢により低下する傾向があるため、平常の値を把握することが肝要である。

SpO₂ の低下は、喘息や慢性閉塞性肺疾患（COPD）など呼吸機能の低下により十分に血液中へ酸素が取り込めない場合や、心機能低下により末梢まで酸素を含む血液が循環していない場合に認められる。また、運動時や入浴時など体内の酸素消費量が多くなる場合にも低下することがある。一般に 90％を下回れば呼吸不全と判断されるが、高齢者や慢性呼吸器疾患の患者などでは 90％を下回っていても日常生活に支障をきたさない場合がある。風邪や肺炎等により急激に SpO₂ が低下することがあり、平常の値より 3 〜 4 ％以上の大幅な下降が認められれば低酸素血症をもたらす急性の疾患を疑う。一方、異常ヘモグロビンの存在や喫煙直後、あるいは酸素吸入により SpO₂ の値が上昇することがある。100％の値が続く場合も異常があると考えられる。この現象は酸素吸入療法における酸素の過剰投与により認められる。貧血の場合は血液中のヘモグロビン量が減少しているので、低酸素血症を呈していても、SpO₂ は正常を示すことがある。

10）血管年齢（vascular age）

（1）目的・意義

老化とともに血管は柔軟性や張りがなくなり、拡張性や弾力性が失われていく。加齢ならびに食生活や運動不足によって引き起こされる動脈硬化症は、脳卒中や心臓病等の発症リスクを高める。血管年齢とは、血管の弾力性を目安に血管の状態を相対的な年齢で表したものであり、迅速かつ簡便な方法で把握できることから、動脈硬化を類推する上で有益な指標となる。

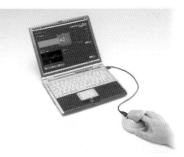

アルテット®，（株）U-MEDICA

図 2.3.22　血管年齢測定装置

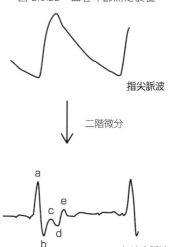

指尖脈波

二階微分

加速度脈波

図 2.3.23　指尖脈波と加速度脈波

（2）測定装置

血管年齢測定装置は、加速度脈波により血管の状態を簡便に評価するものである（図 2.3.22）。この装置では、指先に光を当てセンサーにより毛細血管中のヘモグロビン量に相当する光エネルギーを経時的に測定し、電気信号に変換する。これにより指尖容積脈波のデータが得られ、このデータは二階微分され加速度脈波に変換される（図 2.3.23）。血管の状態に由来する指尖脈波の波形の

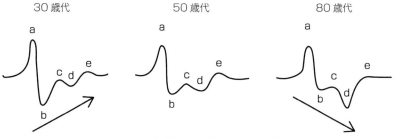

30歳代	50歳代	80歳代

図 2.3.24　加齢による加速度脈波の変動

ゆがみは、加速度脈波を用いることでわかりやすくなる。この加速度脈波のパターンから末梢血管の柔軟性や血液の還流状態などを知ることができる。

（3）原理

　加速度脈波で観察されるピークにはa波からe波までの名称が与えられている（図2.3.23）。a波とb波は収縮期前方の成分で、心臓の収縮時の血液の拍出によって生じる駆動圧波を反映している。c波とd波は収縮期後方の成分で、駆動圧が末梢に伝播し反射して戻ってきた再上昇圧波を反映している。e波は拡張期の成分である。加齢に伴ってa波に対してb波が浅くなり、d波が深くなる（図2.3.24）。加齢以外にも動脈硬化、高血圧等により反射波が増大し、収縮期後方の成分が変化することが知られている。

　加速度脈波を解析し血管年齢を算定する方法は各種提案されている。例えば、変化する波高比から加速度波加齢指数（(b−c−d−e)／a）や波形指数（(d−b)／a）などを求める。基本的に血管年齢はこれらの指数と年齢との相関関係に照らし合わせて算定される。ただし、算定に用いる指数やアルゴリズムは機器の開発メーカー毎に異なることから、評価に微妙な差異が生じる可能性がある。また、指尖脈波自体は対象者の測定時の状況にも依存するので、測定に当たっては指先の自然な血流を妨げないように注意する必要がある。

　このように加速度脈波から推定する血管年齢は、迅速性と簡便性に優れるが、あくまでも便宜的な指標であることに留意しておく必要がある。

11）スパイロメトリー（Spirometry）

（1）目的・意義

　呼吸機能を評価する方法として呼吸機能検査（スパイロメトリー）がある。スパイロメトリーは、スパイ

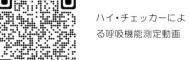

ハイ・チェッカーによる呼吸機能測定動画

https://youtu.be/UuQSX6OU_VQ

ロメーターを用いて測定する（図2.3.25）。ハイ・チェッカー®は簡易型のスパイロメーターであり、薬局などにおける呼吸機能のスクリーニングに有用である。慢性閉塞性肺疾患（COPD）の早期発見や禁煙指導の際の動機付け、さらには気管支拡張薬などの薬効の評価に用いられる。

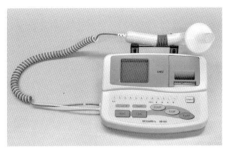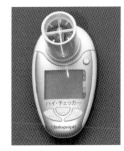

図 2.3.25　スパイロメーター（左）とハイ・チェッカー®（右）

（2）測定法

① 使用器具・原理

　スパイロメトリーは、最大限に空気を吸い込んだ後に肺から吐き出される空気の量とその速度を測定することにより、呼吸機能を評価するものである。スパイロメーター本体には測定用センサーが接続されており、センサー部にはホース状の呼気吸入口がある。この呼気吸入口にマウスピースおよび感染防止のために逆流防止フィルターや弁を装着する（図 2.3.25）。

　スパイロメーターは SVC（slow vital capacity）手技[1] と FVC（forced vital capacity）手技[2]を用いて測定する。一方、ハイ・チェッカー®は FVC 手技によって測定する。

　　※1　SVC 手技：数回の通常の呼吸の後、最大吸気（限界までゆっくり空気を吸う）と最大呼気（限界
　　　　　までゆっくり空気を吐く）をおこなわせて、肺活量などの測定を行う。
　　※2　FVC 手技：数回の通常の呼吸の後に最大吸気をさせ、その直後に一気に限界まで呼気させること
　　　　　により、1 秒量や努力性肺活量などを測定する。ハイ・チェッカー®の場合は、努力性肺活量の代替
　　　　　として 6 秒量が計測される。

② 手順

イ）マウスピース等をセンサーに装着する。

ロ）測定機器に被験者の性別、年齢、身長などのデータを入力する。

ハ）測定時にはノーズクリップや手で鼻をつまんでおく。

ニ）SVC 手技により肺気量分画測定を行う。

ホ）FVC 手技により努力呼気曲線測定を行う（図2.3.26）。

　肺活量（VC）は 1 回の呼吸動作で可能な最大の換気量を表し、どれだけ肺を膨らませることができるかの指標となる。1 秒量（FEV_1）や 1 秒率（FEV_1％）

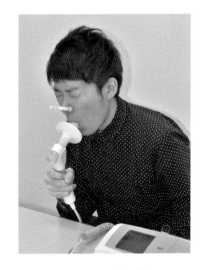

図 2.3.26　測定の様子

は気道の狭窄・閉塞の有無やその程度の指標となる。1秒率の基準値は70%以上であり、閉塞性換気障害の指標である。また、機器に入力した性別・年齢・身長により各指標の予測値が算出される。肺活量の予測値と実測値との比率である%肺活量（%VC）の基準値は80%以上であり、拘束性換気障害の指標である。

12）血糖値（blood glucose level）

（1）自己血糖測定器

自己血糖測定には在宅で簡単に行うことができる簡易測定器が開発されている（図2.3.27）。専用の穿刺器具を用いて、ほとんど痛みを伴わず採血ができる。簡易測定器を大別すると、酵素電極法と酵素比色法の2つに分類される。血液量は極微量ですみ、測定時間が短く、測定精度も高い。

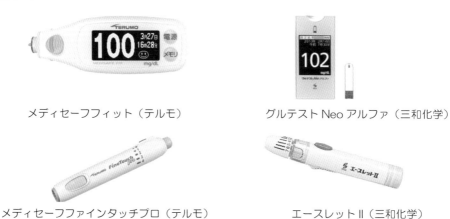

メディセーフフィット（テルモ） グルテスト Neo アルファ（三和化学）

メディセーフファインタッチプロ（テルモ） エースレットⅡ（三和化学）

図 2.3.27　血糖測定器と穿刺器具

（2）測定原理

測定原理としては、グルコースオキシダーゼ（GOD）またはグルコースデヒドロゲナーゼ（GDH）を用いた酵素電極法と、GODを用いた酵素比色法がある（図2.3.28）。

① 酵素電極法

酵素電極法では、GODまたはGDHを用いて血糖値を測る。これらの酵素がグルコースをグルコン酸に変換するときに電子の移動を伴うため、反応を電気的に検出できる。生じる電流量はグルコース量に比例するため、電流量を測定することで血糖値を求めることができる。

② 酵素比色法

GODによってグルコースがグルコン酸に変換される際に、過酸化水素が生じる。この過酸化水素をペルオキシダーゼによって分解する過程で、ホルマザン色素などの発色色素を生成させる。生成する発色色素の量はグルコース量に比例するため、血糖値を求めることができる。

（3）測定上の注意

GOD 電極法では、血液中の溶存酸素の影響を受けやすく、溶存酸素が多いと血糖値が低く表示される。そのため、静脈血に比べ動脈血では血糖値が低く表示される。また、酸素療法を行っている症例では、血糖値が低く表示されてしまうことがある。一方、GOD 比色法では血液中の溶存酸素の影響は受けない。

GDH 電極法では溶存酸素の影響を受けないが、酵素の特異性が問題となることがある。すなわち、補酵素として NAD や NADP を用いた場合、GDH はグルコースと選択的に反応するが、キノンやその類似物を補酵素として用いた場合、マルトースと反応することが知られており、マルトースを点滴している患者の血糖値を測定する際には注意が必要である。

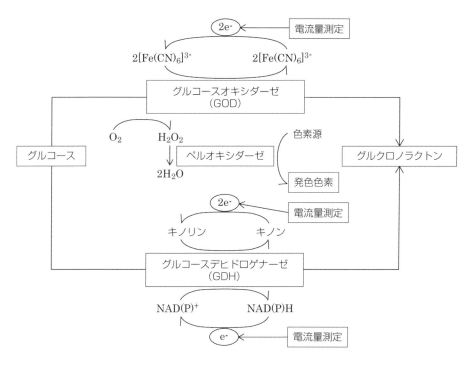

図 2.3.28　GOD または GDH を利用した自己血糖測定原理

13）持続血糖モニタリング（continuous glucose monitoring）

（1）目的・意義

持続血糖モニタリングでは、上腕後部などの皮下に刺した細いセンサーにより間質液中のグルコース濃度を連続測定する（図 2.3.29）。機器による違いはあるが、5〜15 分毎に血糖測定を行い、最長 14 日分のデータを収集することができる。測定データは、専用の Reader やスマートフォンアプリに取り込むことができ、グラフ化して血糖値の変動を確認することができる（図 2.3.30）。連続して自動測定するため、自己血糖測定では見つけにくい夜間や早朝の低血糖や食後高血糖、さらには血糖値の変動幅などもモニターすることが可能である。2022 年 4 月 1 日か

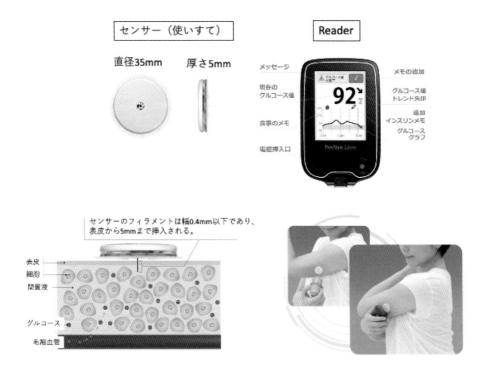

図 2.3.29　持続血糖モニタリング装置の例（Freestyle リブレ（アボット社））

らインスリン療法を行っているすべての患者に保険適用が可能となっている。

（2）測定原理

　皮下に刺した細いセンサー内にはグルコースオキシダーゼ（GOD）が固定化されており、その酵素を利用して測定を行う。測定原理は簡易血糖測定器の GOD 電極法と同じであり、電流量を測定することで間質液中のグルコース濃度を求めることができる。

（3）評価方法

　持続血糖モニタリングのデータでは、1）血糖変動が目標範囲に収まっていることが多いか、2）低血糖のときはあるか、低血糖がある場合どの時間帯に起こるのか、3）血糖変動の上下動が大きくないか、4）日によって血糖変動のばらつきが大きくないか、に注目して活用することが重要になる。持続血糖モニタリングの結果は、患者自身がリアルタイムで確認することができるため、治療に対する満足度が高く、血糖値の改善に有用である。医療従事者が患者とともにデータを確認しながら糖尿病治療に役立てることが望まれる。

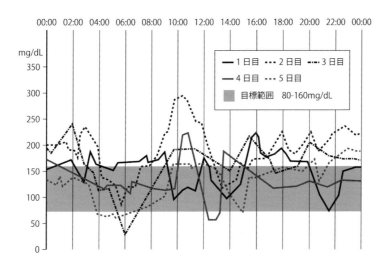

図 2.3.30　5 日間連続測定した血糖変動データの例

14）グリコヘモグロビン A1c（HbA1c）

（1）目的・意義

　血液中のグルコースはヘモグロビンと非酵素的に結合して HbA1c を生じる。赤血球の寿命は約 120 日（4 ヵ月）といわれており、この間血糖値に応じた量の HbA1c が生じ続ける。赤血球は約 2 ヵ月でその半分が入れ替わるため、HbA1c は過去 1 ～ 2 ヵ月の血糖の状態を示す指標となる。薬局などで HbA1c 値を測定することにより、糖尿病の早期発見だけでなく、患者のアドヒアランス向上に貢献し、治療をサポートすることが可能となる。

（2）病期分類と重症度

　HbA1c を測定することが可能な簡易機器が販売されている（図 2.3.31）。指先などから得た微量の血液を専用のディスクに充填し機器にセットすると、約 6 分で測定結果を得ることができる。

（3）測定原理

　測定はラテックス免疫凝集阻害法によっておこなわれる。ディスク中には HbA1c 特異的抗体を固定化したラテックス粒子の他に、抗体と結合する凝集試薬が存在している。検体中の HbA1c は凝集試薬と抗体の結合を競合阻害するため、HbA1c の量が多いほどラテックス粒子の凝集は阻害される。本機器においてはラテックス粒子の凝集量を濁度として測定することにより HbA1c 濃度を求める。

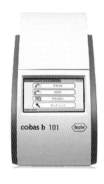
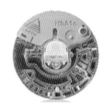

cobras® b 101 　　　　　　　HbA1c 測定用ディスク

図 2.3.31　cobas® b 101 及び HbA1c 測定用ディスク

（4）評価方法

　HbA1c 値が 6.5%以上になると糖尿病の疑いが強いため、血糖値測定によって糖尿病の診断を行う必要がある。また、細小血管症合併症予防の観点から、日本糖尿病学会は血糖コントロールの目標値を HbA1c 7.0％未満と定めている（「糖尿病治療ガイド 2022-2023」）。HbA1c 6.0%は血糖正常化の目標値であり、低血糖の副作用がなく、この HbA1c 値を達成できればより理想的な血糖コントロールといえる。HbA1c 8.0%は、年齢、心血管合併症の既往や低血糖などの理由で治療の強化が難しい場合においても最低限達成が望ましい目標値である。

15）血中脂質値（blood lipid level）

（1）器具

　血中の脂質である総コレステロール（TC）、LDL コレステロール（LDL-C）、HDL コレステロール（HDL-C）、トリグリセライド（TG）は通常、酵素法によって測定される。測定機器としては、ドライケミストリー法と液状試薬を使用する自動分析装置がある。ドライケミストリー法を利用した簡易検査法では、指先などから得た微量の全血を検体として用いる。採血から数分で測定結果が表示される、小型軽量化された機器が現在販売されている（図 2.3.32）。診療所や保険薬局では簡易検査法が使用可能である。

（2）測定原理

① コレステロール

　検体中のリポプロテインに包含されているコレステロールエステルは、リポプロテインリパーゼとコレステロールエステラーゼによって遊離型コレステロールに加水分解される。コレステロールの濃度は、コレステロールオキシ

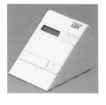

コレステック LDX
スキャモニ　　　　　cobas® b101

図 2.3.32　血中脂質の簡易検査機器

ダーゼによって遊離型コレステロールから生成した過酸化水素を酵素比色法または電気化学的に測定することによって算出する。

② トリグリセライド

検体中のリポプロテインに包含されているトリグリセライドが、リポプロテインリパーゼによってグリセロールと脂肪酸に加水分解される。トリグリセライドの濃度は、グリセロールキナーゼとグリセロール-3-リン酸オキシダーゼによってグリセロールから生成した過酸化水素を酵素比色法または電気化学的に測定することによって算出する。

（3）評価方法

検査値が下記の基準値に該当する場合、脂質異常症と判定される（表 2.3.7）。

16）尿検査（urinalysis）

（1）目的・意義

尿は身体状態を反映して成分が変化すること、非侵襲的に試料採取ができることなどから、健康診断における主要な検査対象となっている。臨床の現場で簡易・迅速診断に利用される尿検査法として、尿試験紙法がある。

表 2.3.7　脂質異常症診断基準（空腹時採血）*

検査項目	基準値	病名
LDL コレステロール	140 mg／dL 以上	高 LDL コレステロール血症
	120～139 mg／dL	境界域高 LDL コレステロール血症***
HDL コレステロール	40 mg／dL 未満	低 HDL コレステロール血症
トリグリセライド	150 mg／dL 以上	高トリグリセライド血症
	175 mg／dL 以上（随時採血）**	
Non- HDL コレステロール	170 mg／dL 以上	高 non- HDL コレステロール血症
	150～169 mg／dL	境界域高 non- HDL コレステロール血症***

*：10 時間以上の絶食を「空腹時」とする。ただし水やお茶などカロリーのない水分の摂取は可とする。
**：空腹時であることが確認できない場合を「随時」とする。
***：スクリーニングで境界域高 LDL-C 血症、境界域高 non-HDL-C 血症を示した場合は、高リスク病態がないか検討し、治療の必要性を考慮する。
・LDL-C は Friedewald 式（TC−HDL-C−TG／5）または直接法で求める。
・TG が 400 mg／dL 以上や食後採血の場合は non-HDL-C（＝TC−HDL-C）か LDL-C 直接法を使用する。ただしスクリーニング時に高 TG 血症を伴わない場合は LDL-C との差が＋30 mg／dL より小さくなる可能性を念頭においてリスクを評価する。
・TG の基準値は空腹時採血と随時採血により異なる。
・HDL-C は単独では薬物介入の対象とはならない。

［出典：日本動脈硬化学会編（2022）動脈硬化性疾患予防ガイドライン 2022 年版、p22（一部改変）］

（2）方法・原理

　尿試験紙法では各種試験項目検出用試薬を浸み込ませた試験紙を複数貼り付けたストリップを尿検体に浸し、試験紙の色の変化を標準色と比較し判定する（図2.3.33）。検尿時の一般試験では、白血球、ウロビリノーゲン、潜血、ビリルビン、ケトン体、ブドウ糖、蛋白質、pH、亜硝酸塩、比重の10項目を測定している場合が多い。一般家庭用には試験項目を限定したものが市販されている。例えば、テルモ　ウリエース Kc では、尿糖、尿蛋白質および潜血が測定できる。

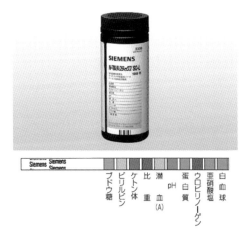

図 2.3.33　尿試験紙
（画像）エームス尿検査試験紙シリーズのうち N-マルティスティックス SG-L の画像（SIEMENS の HP）

https://youtu.be/6uSdxALXCWE

17）イムノクロマトグラフィー（immunochromatography）

（1）目的・意義

　イムノクロマトグラフィーは、抗原抗体反応の生物学的親和性を利用したアフィニティークロマトグラフィーを POCT（point of care test）に応用した分析法である。インフルエンザや COVID-19 などの感染症の迅速検査、ヒト絨毛性性腺刺激ホルモン（hCG）を測定する妊娠検査、尿中乱用薬物の迅速検査など、多くの検査キットが利用されている。検体も、鼻腔ぬぐい液、全血、血清、尿、糞便など多種にわたる。

（2）方法・原理

　イムノクロマトグラフィーは検体中に含まれる抗原を、抗原特異的な抗体でトラップする方法である。検体試料がイムノクロマトグラフィーのカセット内を毛細管現象で展開していく過程で、抗原特異的標識抗体と結合した抗原は、判定ラインに固定化された別の抗原特異的抗体にトラップされる。一方、過剰の抗原特異的標識抗体は、コントロールラインに固定化された抗原特異的標識抗体に対する抗体にトラップされる。コントロールラインが確認できる状態で、テストラインが確認できれば陽性である（図2.3.34）。

イムノクロマト原理

抗原を含む検体液　抗原

検体の流れ　抗原特異的標識抗体　抗原特異的抗体　抗原特異的標識抗体に対する抗体

テストライン　コントロールライン

ストリップ

図 2.3.34　イムノクロマトグラフィー
[出典：株式会社メイベル（MABEL）Web サイト（一部改変）
https://mabel.co.jp/products_services/researches/immno/（2023.3.25 アクセス）]

https://youtu.be/D1_CXBT40dg

18）血液凝固能（blood coagulability）

（1）目的・意義

　抗血栓治療における出血傾向のリスク評価のために、血液凝固能が測定される。特にワルファリンの抗凝固活性は、感受性の個体差が大きく、食事の影響も受けやすいため、血液凝固能検査を行うことにより、投与量決定や抗血栓効果の管理を行うことが必要である。薬局等において、PT-INR（プロトロンビン時間 - 国際標準化比率）を測定し、得られた結果を服薬指導に活かす取り組みがなされている。

（2）器具・方法

　簡易型の血液凝固迅速分析装置であるコアグチェック XS®（CoaguCheck XS）では、毛細管血約8　µL をテストストリップに点着することにより、約1分で PT-INR 値が測定できる（図2.3.35）。

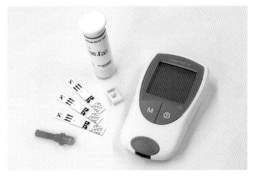

図 2.3.35　コアグチェック XS®
[出典：フォレスト・ワン Web サイト www.forest-one.co.jp（2023.3.25 アクセス）]

（3）測定原理

　検体をテストストリップに点着すると、ストリップに含まれる組織因子（ヒトリコンビナントトロンボプラスチン）が外因性凝固機序を活性化することにより、トロンビンが生成する。生成したトロンビンはテストストリップにある基質エレクトロザイム TH を分解し、生成したフェニレンジアミンが酸化されて電流を生じる。電流が一定値に達するまで

の時間を測定し、検体のプロトロンビン時間（PT：9.6〜96 秒）を求める。

（4）評価方法

　測定された PT は、PT-INR（0.8〜8.0）に変換される。弁膜症を伴わない心房細動などのワルファリン療法において目標とする PT-INR 値は、70 歳未満では 2.0〜3.0 程度が良いとされているが、70 歳以上では安全に配慮して 1.6〜2.6 にすることが推奨されている。

19）認知症機能評価（dementia scale）

（1）認知症

　認知症は高次脳機能（言語の理解、情報の認知、言語を話す等）障害の 1 つで、狭義には知能が後天的に低下した状態を指すが、医学的には知能のほかに記憶・見当識を含む認知の障害や人格の変化などを伴った症候群と定義されている。紛らわしい状態にせん妄症とうつ症状があるので注意を要する。

　認知症の症状には認知機能障害により起きる中核症状と、中核症状から二次的に引き起こされる周辺症状（BPSD：behavioral and psychological symptoms of dementia）がある（p.80 参照）。

（2）評価方法

　認知症の有無や程度を評価する際には、改訂長谷川式簡易知能評価スケール等が用いられる（表 2.3.9）。このスケールは高次脳機能の評価を通じて認知症の判定をおこなうものである。評価に当たっては、質問に対する答えのパターンから、認知症の傾向を把握することも重要である。

表 2.3.9　改訂長谷川式簡易知能評価スケール

	質問内容		得点
1	お歳はいくつですか？（2年までの誤差は正解）		0　1
2	今日は何年の何月何日ですか？何曜日ですか？ （年，月，日，曜日がそれぞれ1点ずつ）	年 月 日 曜日	0　1 0　1 0　1 0　1
3	私たちが今いる所はどこですか？（自発的に出れば2点，5秒おいて，家ですか？病院ですか？施設ですか？の中から正しく選択すれば1点）		0　1　2
4	いまから言う3つの言葉を言ってみてください。後でまた聞きますのでよく覚えておいてください。（以下の系列のいずれか1つで，採用した系列に○印をつけておく） 　1：a)桜　b)猫　c)電車　2：a)梅　b)犬　c)自動車		0　1 0　1 0　1
5	100から7を順番に引いてください。（100−7は？それからまた7を引くと？と質問する。最初の答えが不正解の場合，打ち切る）	（93） （86）	0　1 0　1
6	私がこれから言う数字を逆から言ってください。(6-8-2, 3-5-2-9を逆に言ってもらう，3桁逆唱に失敗したら，打ち切る)	2-8-6 9-2-5-3	0　1 0　1
7	先ほど覚えてもらった言葉をもう一度いってみてください。（自発的に回答があれば各2点，もし回答がない場合，以下のヒントを与え正解であれば1点） 　a）植物　b）動物　c）乗り物		a：0 1 2 b：0 1 2 c：0 1 2
8	これから5つの品物を見せます。それを隠しますので何があったか言ってください。 （時計，鍵，タバコ，ペン，硬貨など，必ず相互に無関係のもの）		0　1　2 3　4　5
9	知っている野菜の名前をできるだけ多く言ってください。 （答えた野菜の名前を右欄に記入する。途中で詰まり，約10秒間待っても出ない場合にはそこで打ち切る） 　0～5＝0点，6＝1点，7＝2点，8＝3点，9＝4点，10＝5点		0　1　2 3　4　5
非認知症（非痴呆）24.27±3.91点　やや高度　　　10.73±5.40 軽度　　　　　　　19.10±5.04点　非常に高度　4.04±2.62 中等度　　　　　　15.43±3.68点 カットオフポイント　20／21（20点以下は認知症の疑い）		合計得点	（最高点 30点）

[出典：加藤伸司・長谷川和夫ほか、老年精神医学雑誌(2)、1991、pp1339-1347]

　BPSD の代表的な評価尺度として、NPI（Neuropsychiatric Inventory）スコアがある（図2.3.36）。NPI スコアは、患者に対してではなく、患者の行動を把握している介護者へのインタビューにより行う観察式の評価尺度である。A～J の 10 項目について、5 段階の頻度（0～4点）および 4 段階の重症度（0～3点）で評価しており 120 点満点となっていて治療効果の評価に汎用されている（図2.3.36）。

NPI（Neuro Psychiatric Inventory）

NPIは、BPSDの有無、程度、変化を半定量的に評価。介護者との面接で、直近の生活状況の中から患者の行動領域10項目について質問し評価。

行動領域	例
A：妄想	患者は誰かが自分のものを盗んでいると信じていますか？
B：幻覚	患者は他の人には見えないものを見たと言ったり、見えているかのように振る舞ったりしますか？
C：激越と攻撃性	患者は非協力的で、人からの助けに抵抗しようとすることがありますか？
D：抑うつ症状と不快気分	患者は自分のことを卑下したり、だめな人間だと思うと言ったりしますか？
E：不安	患者が予定している行事について心配だと言いますか？
F：気分高揚と多幸	患者は他の人には面白くないことを面白がって笑いますか？
G：アパシーと無関心	患者はいつもより自発的および活動的でなくなったようにみえますか？
H：脱抑制	患者は衝動的に行動し、結果を考えていないようにみえますか？
I：易刺激性と不安定性	患者は些細なことで不機嫌になったり、急に怒り出したりしますか？
J：異常な運動行動	患者はこれといった目的もなく家の中を歩き回りますか？

Geriat. Med. 48(3) 2010

頻度	重症度
0点：無し	0点：症状なし。
1点：週に一度未満	1点：行動は破綻をもたらすものだが、気を紛らわせたり、安心させることでコントロールできる。
2点：殆ど週に一度	
3点：週に数回だが毎日ではない	2点：行動は破綻をもたらすもので他に気をそらせたり、コントロールすることは難しい。
4点：一日一度以上	3点：攻撃性が非常に破綻的で、患者さんの困難の主な原因となっている。人を傷つける恐れがある。薬物がしばしば必要。

NPI ＝ （A～J）10項目×頻度（0～4点）×重症度（1～3点）120点満点

図 2.3.36　NPI 評価法

20）生活自立度（Independence degree of daily living）

（1）日常生活動作（ADL：activities of daily living）

　ADL は最も基本的なセルフケアである衣服の脱着、摂食、排泄、清潔、入浴、床上での体位変換、室内歩行などが含まれ、介護支援の指標となる。ただし、高齢者の生活自立度を評価する際には、ADL だけでなく、手段的日常生活動作（IADL：instrumental activity of daily living）も考慮する必要がある。IADL は、買い物、料理、掃除など自立して生活するために必要な高度な日常生活上の動作が該当する。

（2）評価方法

① ADL

　バーセルインデックス（BI：Barthel Index）は広く普及している ADL 評価法の一つである（表 2.3.10）。基礎的な日常生活動作 10 項目からなり、満点（100 点）で全自立、60 点で部分自立、40 点で大部分介助、0 点で全介助と判断される。例えば車椅子使用者は、歩行と階段昇降の項目で−20 点となるため、全自立でも 80 点となる。

② IADL

　Lawton & Brody の IADL 尺度が広く用いられている（表 2.3.11）。採点は項目ごとに該当する右端の数値を合計（0 〜 8 点）することで、必要とする支援が把握できる。

表 2.3.10　バーセルインデックス

項　目	点数	質　問　内　容	得点
1　食事	10	自立、自助具などの装着可、標準的時間内に食べ終える	
	5	部分介助（たとえば、おかずを切って細かくしてもらう）	
	0	全介助	
2　車椅子から ベッドへの移動	15	自立、ブレーキ、フットレストの操作も含む（非行自立も含む）	
	10	軽度の部分介助または監視を要する	
	5	座ることは可能であるがほぼ全介助	
	0	全介助または不可能	
3　整容	5	自立（洗面、整髪、歯磨き、ひげ剃り）	
	0	部分介助または不可能	
4　トイレ動作	10	自立（衣服の操作、後始末を含む、ポータブル便器などを使用している場合はその洗浄も含む）	
	5	部分介助、体を支える、衣服、後始末に介助を要する	
	0	全介助または不可能	
5　入浴	5	自立	
	0	部分介助または不可能	
6　歩行	15	45M以上の歩行、補装具（車椅子、歩行器は除く）の使用の有無は問わず	
	10	45M以上の介助歩行、歩行器の使用を含む	
	5	歩行不能の場合、車椅子にて45M以上の操作可能	
	0	上記以外	
7　階段昇降	10	自立、手すりなどの使用の有無は問わない	
	5	介助または監視を要する	
	0	不能	
8　着替え	10	自立、靴、ファスナー、装具の着脱を含む	
	5	部分介助、標準的な時間内、半分以上は自分で行える	
	0	上記以外	
9　排便コントロール	10	失禁なし、浣腸、坐薬の取り扱いも可能	
	5	ときに失禁あり、浣腸、坐薬の取り扱いに介助を要する者も含む	
	0	上記以外	
10　排尿コントロール	10	失禁なし、収尿器の取り扱いも可能	
	5	ときに失禁あり、収尿器の取り扱いに介助を要する者も含む	
	0	上記以外	

合計
得点

／100

[出典：Mahoney FI, Barthel DW（1965）Functional Evaluation：The Barthel Index, *Md State Med J* 1965；14：61-65]

表 2.3.11　IADL 尺度法

項　　　　目	採点
A　電話を使用する能力	
1．自分で番号を調べて電話をかけることが出来る	1
2．2,3のよく知っている番号であればかけることが出来る	1
3．電話には出られるが自分からかけることは出来ない	1
4．全く電話を使用出来ない	0
B　買い物	
1．すべての買い物を自分で行うことが出来る	1
2．少額の買い物は自分で行うことが出来る	0
3．誰かが一緒でないと買い物が出来ない	0
4．全く買い物は出来ない	0
C　食事の支度	
1．自分で考えてきちんと食事の支度をすることが出来る	1
2．材料が用意されれば適切な食事の支度をすることが出来る	0
3．支度された食事を温めることは出来る、あるいは食事をしたくすることは出来るがきちんとした食事をいつも作ることは出来ない	0
4．食事の支度をしてもらう必要がある	0
D　家事	
1．力仕事以外の家事を1人でこなすことが出来る	1
2．皿洗いやベッドの支度などの簡単な家事は出来る	1
3．簡単な家事はできるが、きちんと清潔さを保つことが出来ない	1
4．全ての家事に手助けを必要とする	0
5．全く家事は出来ない	0
E　洗濯	
1．自分の洗濯は全て自分で行うことが出来る	1
2．靴下などの小物の選択を行うことは出来る	1
3．洗濯は他の人にしてもらう必要がある	0
F　交通手段	
1．1人で公共交通機関を利用し、あるいは自家用車で外出することが出来る	1
2．1人でタクシーは利用出来るが、その他の公共輸送機関を利用して外出することは出来ない	1
3．付き添いが一緒なら、公共交通機関を利用し外出することが出来る	1
4．付き添いが一緒であれば、タクシーか自家用車で外出することが出来る	0
5．全く外出することが出来ない	0
G　服薬の管理	
1．自分で正しい時に正しい量の薬を飲むことが出来る	1
2．前もって量が仕分けされていれば、自分で飲むことが出来る	0
3．自分の薬を管理することが出来ない	0
H　金銭管理能力	
1．家計を自分で管理出来る（支払計画・実施が出来る、銀行へ行くこと等）	1
2．日々の支払いは出来るが、預金の出し入れや大きな買い物等では手助けを必要とする	1
3．金銭の取り扱いを行うことが出来ない	0

［出典：https://www.jpn-geriat-soc.or.jp/tool/pdf/tool_13.pdf（2023.3.25 アクセス）より引用・改変］

21）摂食・嚥下能力

　健康な人々にとって、食べて（摂食）飲み込むこと（嚥下）は当たり前のことである。しかし実際には神経や筋が精巧に機能することによって整然と行われている。摂食・嚥下のプロセスのいずれかに、機能的障害を来すことを摂食・嚥下障害という。この障害は窒息・誤嚥性肺炎・脱水・低栄養などのリスクを負うことから生命を脅かす問題であると同時に、食べる楽し

みが奪われるなど生活の質に影響する問題でもある。

　摂食・嚥下機能の評価法として反復唾液嚥下テスト（Repetitive Saliva Swallowing Test：RSST）、改訂水飲みテスト（Modified Water Swallowing Test：MWST）がある。

（1）反復唾液嚥下テスト（Repetitive Saliva Swallowing Test：RSST）

評価方法

① 座位、またはリクライニング位で行う。

② 喉頭隆起（のどぼとけ）および舌骨に検者の指を当て、唾液を空嚥下させる。

③ 「できるだけ何回も“ゴックン”とつばを飲み込んでください」と指示する。
　　（口腔乾燥が強い場合には 1 mL 程度の水を舌背にたらしてテストする）

④ 正常な嚥下で喉頭隆起が約 2 横指（3～4 cm）ほど持ち上がる

⑤ 30 秒間に触診で確認した嚥下回数を記録する（図 2.3.37）
　　（喉頭挙上が不完全で十分移動せず途中で下降する不完全な嚥下運動は嚥下回数に数えない）

評価基準

・30 秒間に嚥下運動が 3 回以上できれば正常。

嚥下能力測定
動画

https://youtu.be/J5wgCzYw_Rk

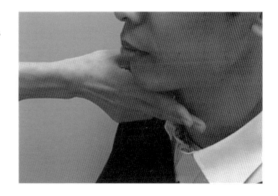

図 2.3.37　反復唾液嚥下テストでの触診による観察

（2）改訂水飲みテスト（Modified Water Swallowing Test：MWST）

評価方法

① 冷水 3 mL をシリンジで口腔底に注ぎ、嚥下を指示する。

② 嚥下後、反復嚥下を 2 回行わせる。

③ 評価基準が 4 以上なら最大 2 回繰り返す。

④ 最低スコアを評価点とする（図 2.3.38）。

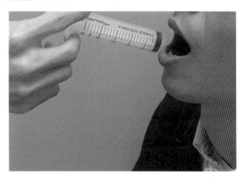

評価基準

・評価基準（表 2.3.12）を参考に、3 点以下を嚥下障害の可能性ありと判定する。

図 2.3.38　改訂水飲みテストにおける冷水の投与

表 2.3.12 改訂水飲みテストの評価基準

評点	評価内容
1	嚥下なし むせる and／or 呼吸切迫
2	嚥下あり 呼吸切迫
3	嚥下あり 呼吸良好、むせる and／or 湿性嗄声
4	嚥下あり 呼吸良好、むせなし
5	評点 4 に加え、反復嚥下が 30 秒以内に 2 回可能

改訂水飲み
テスト

https://youtu.be/jLz2MC8otj0

22）握力計（Handgrip dynamometer）

　握力は上肢筋力のみならず、全身筋力、特に下肢筋力との関連が示されており、幅広い年齢を対象に筋力の評価が可能である。握力の低下は、歩行機能や日常生活動作（activities of daily living：ADL）の障害との関連が示されており、介護が必要となる予測に有用であると報告されている。

握力測定方
法動画

https://youtu.be/teIMD5FlQFc

（1）器具

　握力の測定にはスメドレー式握力計が多く用いられている（図 2.3.39）。

（2）測定原理

　ばねの伸びと荷重は比例するという「フックの法則」に基づき、把持部に連結された可動部が握り込まれた距離の程度を測定して数値化している。

（3）評価方法
① 測定方法

　握力計の指針が外側になるように持つ（図 2.3.40）。この場合、人差し指の第 2 関節が、ほぼ直角になるように握りの幅を調節する。直立の姿勢で両足を左右に自然に開き腕を自然に下げ，握力計を身体や衣服に触れないようにして力いっぱい握りしめる。この際、握力計を振り回さないようにする。左右交互に 2 回ずつ実施し、左右各々のよい方の値を平均する（新体力テスト実施要項、文部科学省）。

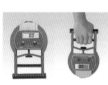
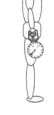
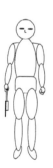

エバニュー（EVERNEW）
握力計 ES-100 EKJ107

デジタル握力計
（竹井機器工業株式会社）

図 2.3.39　スメドレー式握力計（上）
図 2.3.40　握力測定時の姿勢（右）

② 測定結果の評価

　各年代の平均的な水準と比較して低下している場合、握力の低下を疑う。各年代の平均的な水準は、政府統計（https://www.e-stat.go.jp/）などを参考にする。握力の平均値は年代によって異なり、一般的には男性は 35〜39 歳、女性は 40〜44 歳でピークに達し、その後加齢に伴い低下する。定期的に握力を測定することで、維持または緩やかに低下していれば加齢に伴うものとみることができるが、短期間に明らかに大きく低下している場合は、筋力を含めた全身の体力向上が必要と考えられる。

23）ロコモ度テスト（Locomo risk test）

　ロコモティブシンドローム（運動器症候群、ロコモ）は、「運動器の障害により、立つ、歩くなど日常生活に必要な身体の移動機能が低下した状態、いわゆる歩行障害をきたした状態であり、進行すると介護を必要とするリスクが高まる。」と定義されている。ロコモは自覚症状がないうちに骨量、筋肉量、バランス能力や関節機能が重複して低下し、歩行障害に至る。自覚症状がなく進行するロコモは放置されやすく、高齢者における転倒や骨折につながる危険性を高める。ロコモの予防としては、早期に発見し、身体活動量を増やすことが推奨されている。日本整形外科学会が提唱しているロ

ロコモ度テスト 1
立ち上がりテスト
測定方法動画

https://youtu.be/35xgVCankzw

ロコモ度テスト 2
2 ステップテスト測
定方法動画

https://youtu.be/dlew1BKF6CM

コモ度テストは移動機能を確認するための方法で、下肢筋力を調べる「立ち上がりテスト」、歩幅を調べる「2 ステップテスト」、体の痛みや日常生活の困難度を調べる「ロコモ 25」からなる。

両脚の場合

まず 40cm の台に両腕を組んで腰かけます。このとき両脚は肩幅くらいに広げ、床に対して脛（すね）がおよそ 70 度（40cm の台の場合）になるようにして、反動をつけずに立ち上がり、そのまま 3 秒間保持します。

片脚の場合

40cm の台から両脚で立ち上がれたら、片脚でテストをします。基本姿勢に戻り、左右どちらかの脚を上げます。このとき上げた方の脚の膝は軽く曲げます。反動をつけずに立ち上がり、そのまま 3 秒間保持してください。

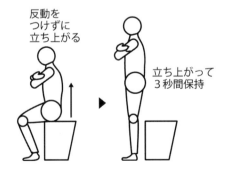

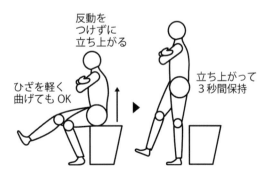

図 2.3.41　立ち上がりテスト

［出典：日本整形外科学会編（2020）ロコモパンフレット 2020 年度版、p6
https://locomo-joa.jp/assets/pdf/index_japanese.pdf（2023.3.25 アクセス）］

（1）測定方法

① 立ち上がりテスト

　台は 40 cm、30 cm、20 cm、10 cm の 4 種類の高さがあり、座った状態から立ち上がり、そのまま 3 秒間保持できるか、両脚または片脚で行う（図 2.3.41）。40 cm、30 cm、20 cm の台から両足で立ち上がれなかった場合、それぞれ、ロコモ度 3、ロコモ度 2、ロコモ度 1 と判定される。

② 2 ステップテスト（図 2.3.42）

　できる限り大股で 2 歩歩き、両足を揃える。2 歩分の歩幅（最初に立ったラインから、着地点のつま先までの距離）を測る。2 回行い、良かったほうの記録を採用する。「2 歩幅（cm）÷身長（cm）」を「2 ステップ値」として算出する。

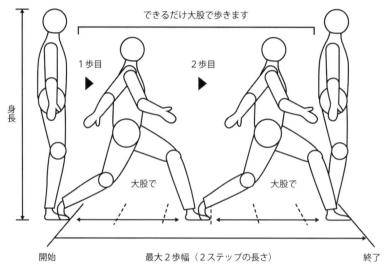

図 2.3.42　2 ステップテスト

［出典：日本整形外科学会編（2020）ロコモパンフレット 2020 年度版、p8
https://locomo-joa.jp/assets/pdf/index_japanese.pdf（2023.3.25 アクセス）］

③ ロコモ 25

　体の痛みや日常生活の困難度に関する 25 項目の質問票に回答し、合計点数を算出する（詳細は日本整形外科学会編ロコモパンフレット 2020 年度版 https://locomo-joa.jp/assets/pdf/index_japanese.pdf を参照）。

（2）評価方法

　各テストの結果がロコモ度 1、ロコモ度 2、ロコモ度 3 のどの段階に該当するかを調べる。該当したロコモ度のうち、最も移動機能低下が進行している段階を判定結果とする（表 2.3.13）。

　ロコモ度 1：移動機能の低下が始まっている状態（生活習慣の改善）

　ロコモ度 2：移動機能の低下が進行している状態（受診勧奨）

　ロコモ度 3：移動機能の低下が進行し、社会参加に支障をきたしている状態（受診勧奨）

表 2.3.13　ロコモ度テスト判定基準

ロコモ度	立ち上がりテスト	2 ステップテスト	ロコモ 25
1	どちらか一方の脚で 40 cm の台から立ち上がれないが、両脚で 20 cm の台から立ち上がることができる。	1.1 以上 1.3 未満	7 点以上 16 点未満
2	両脚で 20 cm の台から立ち上がれないが、30 cm の台から立ち上がることができる。	0.9 以上 1.1 未満	16 点以上 24 点未満
3	両脚で 30cm の台から立ち上がることができない。	0.9 未満	24 点以上

［出典：日本整形外科学会編（2020）ロコモパンフレット 2020 年度版、pp12-13
https://locomo-joa.jp/assets/pdf/index_japanese.pdf（2023.3.25 アクセス。一部改変の上、表を作成）］

24）足趾把持力

　足趾把持力（そくしはじりょく）は、立位姿勢を維持するためのバランス能力と関連しており、転倒既往のある高齢者における足趾把持力の低下が報告されている。そのため足趾把持力は、ロコモ予防、高齢者の転倒や骨折の予防において、バランス能力を把握するための身体所見として参考になる。

（1）器具

　足趾把持力の測定には、ひずみゲージ式ロードセルにより検出する測定器が用いられる（図 2.3.43）。0.1 kg 単位まで正確に評価ができ、0.5〜80 kg まで測定可能である。

（2）測定原理

　ばねの伸びと荷重は比例するという「フックの法則」に基づき、把持部に連結されたグリップ（可動部）が握り込まれた距離の程度を、機器に内蔵された歪みセンサーにより荷重を電気信号に変換し表示する。

（3）評価方法

① 測定方法

　膝関節は 90 度にし、座位にて測定する。あらかじめ中足趾節関節より遠位部がグリップに乗るように足部の位置を調節し、最大努力で 2 回測定し、最大値を採用する。

② 測定結果の評価

　各年代の平均的な水準と比較して低下している場合、足趾把持力の低下を疑う。各年代の平均的な水準は、Uritani らの報告（Uritani D et al. J Foot and Ankle Res, 2014）などを参考にする。足趾把持力の平均値は年代によって異なり、一般的には男性は 30 歳代、女性は 40 歳代でピー

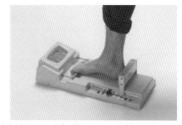

図 2.3.43　足趾把持力の測定機器
足指筋力測定器Ⅱ（竹井機器工業株式会社）

クに達し、その後加齢に伴い緩やかに低下する。短期間に大きく低下した場合は、ロコモや転倒予防のために足趾把持力の強化トレーニングのみならず下肢筋力を含めた全身の体力向上が必要と考えられる。

25）指輪っかテスト

指輪っかテストの測定方法動画

サルコペニアは、骨格筋量の減少と筋力もしくは身体機能（歩行速度など）の低下により定義される。サルコペニアは自覚症状がないうちに身体機能が低下することで、転倒や骨折につながる危険性があり、要介護さらに

https://youtu.be/-mnhjg_pRuE

死亡の危険も高める。サルコペニアの診断には骨格筋量の評価が必要であるが、地域やプライマリケアの現場で骨格筋量を測定するのは困難である。そのため簡便なサルコペニアのスクリーニング方法として、指輪っかテストが推奨されている（サルコペニア診療ガイドライン2017年版一部改訂、日本サルコペニア フレイル学会編）。

（1）測定と評価方法

自分の人差し指と親指で輪をつくり、ふくらはぎの一番太い部分を囲めるか否かで評価する。むくみのある場合は評価が困難であるが、ちょうど囲める（Just-fit）、または隙間ができる（Smaller）場合はサルコペニアが疑われる（図2.3.44）。

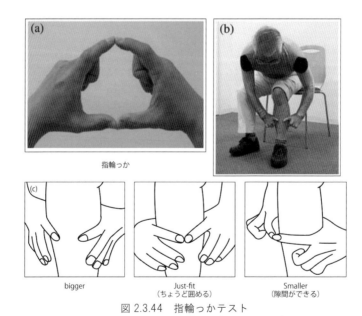

図2.3.44　指輪っかテスト

［出典：Tanaka T, *et al.*（2017）"Yubi‐wakka"（finger‐ring）test: A practical self‐screening method for sarcopenia, and a predictor of disability and mortality among Japanese community‐dwelling older adults, *Geriatrics & Gerontology International* 18(2), 224-232, Figure1）］

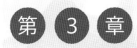

第 3 章

健康サポートに役立つアセスメントと症例

1. 高血圧

　高血圧（hypertension）は脳・心血管疾患の主要なリスクファクターの1つであり、高血圧状態が放置されると血管病変が進行し、生命を脅かすことになる。したがって血圧を適切にコントロールすることは、脳・心血管疾患の発症を抑制する。

　血圧の測定は自宅でも実施でき（第2章 p.27）、健康管理に有用であるが、測定の環境や条件によって変動するため、同一条件下で行うことが重要である。医療環境下での測定（診察室血圧）と非医療環境下での測定（家庭血圧、自由行動下血圧）では測定値が大きく異なる。特に、診察室血圧が正常値であっても家庭血圧がコントロールされていない仮面高血圧には注意が必要である。高齢者は血圧動揺性が大きく、起立性低血圧や起立性高血圧、診察室血圧での白衣高血圧や仮面高血圧を考慮した診断を行う必要がある。

1）病態と診断基準

　血圧は心臓の収縮期に認められる最高血圧（収縮期血圧）と拡張期に認められる最低血圧（拡張期血圧）で評価され、世界保健機関（WHO）と国際高血圧学会（ISH）の基準では、成人の正常血圧は最高血圧 140 mmHg 未満、最低血圧 90 mmHg 未満とされている。本邦の「高血圧治療ガイドライン2019」（JSH2019）における高血圧の診断基準値も、診察室血圧は同じであるが、血圧値の分類に家庭血圧値も設けられ、家庭血圧を重視する方向性が示されている（第2章 表2.1.3）。

　高血圧は本態性高血圧と二次性高血圧に分類される。二次性高血圧とは高血圧をきたす原因が明らかなもので、腎疾患に併発する腎実質性高血圧および腎血管性や内分泌性高血圧などがある。本態性高血圧は、二次性高血圧以外の高血圧で、高血圧患者の大部分を占めている。本態性高血圧の成因には、化学物質・神経性因子・血管弾性・心拍出量・血液粘性・血管内径・循環血液量・血管反応性などの要因が挙げられる。さらに、環境・年齢・遺伝・食習慣（食塩の過剰摂取）・生活習慣・体液異常・ホルモン異常（インスリン抵抗性の関与）など多岐にわたる要因も関与している。

2）フィジカルアセスメントのポイント

　高血圧は通常無症状であることが多い。ときに頭重（ずじゅう）、頭痛、肩こり、めまいなどを訴える患者がいるが、特異的な自覚症状とはいい難い。

　診察では、血圧以外に心拍数や、肥満度、身体所見の有無（表3.1.1）、臨床検査（表3.1.2）の結果により二次性高血圧、合併症の有無を評価する。高血圧患者の予後は、高血圧に基づく臓器障害の程度と心血管合併症の有無、および高血圧以外の危険因子が深く関与しており、身体所見の有無や臨床検査の結果は、治療方針を決定する上で重要となる。

表 3.1.1　主な身体所見

- **頭部**　眼底所見、顔面の静脈怒張
- **頚部**　甲状腺腫大
- **胸部**　心雑音、Ⅲ、Ⅳ音の有無、肺ラ音の有無
- **腹部**　肝腫大、腹部血管雑音の有無、皮下脂肪
- **四肢**　浮腫の有無、運動障害
- **神経**　感覚障害

表 3.1.2　主な臨床検査

- **一般検査**
  血液　尿　胸部Ｘ線　心電図
- **臓器障害検査**
  頭部 CT（MRI）　　副腎 CT
  心臓エコー　　　　頚動脈エコー
  腎血流エコー　　　尿中アルブミン
- **糖代謝**
  HbA1c　　　　　　ブドウ糖負荷試験
- **その他の検査**
  血漿レニン活性
  アルドステロン、コルチゾールなどのホルモン検査

3）健康サポートと治療

　高血圧治療の目的は、高血圧の持続によってもたらされる心血管病の発症・進展・再発を抑制し、死亡を減少させることである。二次性高血圧は原因疾患の適切な治療により治癒も期待できる。本態性高血圧の治療は、年齢に応じて定められた範囲に 24 時間にわたって血圧をコントロールすることが目標となる（表 3.1.3）。

　降圧治療は、高血圧症の重症度と影響因子を考慮し、生活習慣の改善をおこなうと共に、リスクに応じた薬物治療がおこなわれる（図 3.1.1）。すなわち、予後影響因子（表 3.1.4）からリスクの層別化をおこない（表 3.1.5）、血圧管理計画（図 3.1.1）に基づいた治療となる。降圧目標を達成する過程ならびに達成後も過降圧の危険性に注意する。過降圧は、到達血圧のレベルだけでなく、降圧幅や降圧速度、個人の病態によっても異なるので個別に判断する。

表 3.1.3　降圧目標

	診察室血圧（mmHg）	家庭血圧（mmHg）
75 歳未満の成人 脳血管障害患者（両側頚動脈狭窄や脳主幹動脈閉塞なし） 冠動脈疾患患者 CKD 患者（蛋白尿陽性）[*1] 糖尿病患者 抗血栓薬服用中	＜130／80	＜125／75
75 歳以上の高齢者[*2] 脳血管障害患者 （両側頚動脈狭窄や脳主幹動脈閉塞あり，または未評価） CKD 患者（蛋白尿陰性）[*1]	＜140／90	＜135／85

＊1　随時尿で 0.15 g／gCr 以上を蛋白尿陽性とする。
＊2　75 歳以上でも忍容性があれば個別に判断して 130／80mmHg 未満を目指す。

［出典：日本高血圧学会（2019）高血圧治療ガイドライン 2019、p53（一部改変）］

表 3.1.4　脳心血管病に対する予後影響因子

A．血圧レベル以外の脳心血管病の危険因子	B．臓器障害／脳心血管病		
高齢（65 歳以上）	脳	**脳出血・脳梗塞**	
男性		一過性脳虚血発作	
喫煙	心臓	左室肥大（心電図、心エコー）	
脂質異常症 *1		狭心症、**心筋梗塞**、冠動脈再建術後	
低 HDL コレステロール血症（＜40 mg／dL）		心不全	
高 LDL コレステロール血症（≧140 mg／dL）		**非弁膜症性心房細動** *2	
高トリグリセライド血症（≧150 mg／dL）	腎臓	**蛋白尿**	
肥満（BMI≧25）（特に内臓脂肪型肥満）		eGFR 低値 *3（＜60 mL／分／1.73 ㎡）	
若年（50 歳未満）発症の脳心血管病の家族歴		慢性腎臓病（CKD）	
糖尿病　空腹時血糖≧126 mg／dL	血管	大血管疾患	
負荷後血糖2時間値≧200 mg／dL		末梢動脈疾患	
随時血糖≧200 mg／dL		（足関節上腕血圧比低値：ABI≦0.9）	
HbA1c≧6.5％（NGSP 値）		動脈硬化性プラーク	
		脈波伝播速度上昇	
		（baPWV≧18 m／秒，cfPWV＞10 m／秒）	
		心臓足首血管指数（CAVI）上昇（≧9）	
	眼底	高血圧性網膜症	

太字：リスク層別化に用いる予後影響因子

*1 トリグリセライド 400 mg／dL 以上や食後採血の場合には non HDL コレステロール（総コレステロール － HDL コレステロール）を使用し、その基準は LDL コレステロール＋30 mg／dL とする。

*2 非弁膜症性心房細動は高血圧の臓器障害として取り上げている。

*3 eGFR（推算糸球体濾過量）は下記の血清クレアチニンを用いた推算式（eGFRcreat）で算出するが、筋肉量が極端に少ない場合は、血清シスタチンを用いた推算式（eGFRcys）がより適切である。

eGFR creat（mL／分／1.73 m²）＝194×Cr $^{-1.094}$×年齢$^{-0.287}$（女性は×0.739）

eGFRcys（mL／分／1.73 m²）＝（104×Cys $^{-1.019}$×0.996^{年齢}（女性は×0.929））－8

[出典：日本高血圧学会（2019）高血圧治療ガイドライン 2019、p49（一部改変）]

表 3.1.5　リスクの層別化

リスク層 ＼ 血圧分類	高値血圧 130 - 139／80 - 89 mmHg	Ⅰ度高血圧 140-159／90-99 mmHg	Ⅱ度高血圧 160-179／100-109 mmHg	Ⅲ度高血圧 ≧180／≧110 mmHg
リスク第一層 予後影響因子がない	低リスク	低リスク	中等リスク	高リスク
リスク第二層 年齢（65 歳以上）、男性、脂質異常症、喫煙のいずれかがある	中等リスク	中等リスク	高リスク	高リスク
リスク第三層 脳心血管病既往、非弁膜症性心房細動、糖尿病、蛋白尿のある CKD のいずれか、または、リスク第二層の危険因子が3つ以上ある	高リスク	高リスク	高リスク	高リスク

JALS スコアと久山スコアより得られる絶対リスクを参考に，予後影響因子の組合せによる脳心血管病リスク層別化を行った。層別化で用いられている予後影響因子は，血圧，年齢（65 歳以上），男性，脂質異常症，喫煙，脳心血管病（脳出血，脳梗塞，心筋梗塞）の既往，非弁膜症性心房細動，糖尿病，蛋白尿のある CKD である。

[出典：日本高血圧学会（2019）高血圧治療ガイドライン 2019、p50]

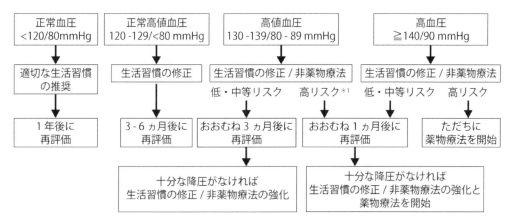

*1 高値血圧レベルでは、後期高齢者（75 歳以上）、両側頸動脈狭窄や脳主幹動脈閉塞がある、または未
　評価の脳 血管障害、蛋白尿のない CKD、非弁膜症性心房細動の場合は、高リスクであっても中等リス
　クと同様に対応する。その後の経過で症例ごとに薬物療法の必要性を検討する。

図 3.1.1　初診時の高血圧管理計画
［出典：日本高血圧学会（2019）高血圧治療ガイドライン 2019、p51］

（1）非薬物療法

　高血圧の発症に関与する環境因子は生活習慣の影響を受ける。生活習慣の修正は表 3.1.6 に
示す項目を複合的に行うことにより、それら自体で軽度の降圧が期待されるばかりでなく、降
圧薬の減量に結びつく。たとえば、日本人の平均的な食塩摂取量は約 10 g ／日であり、減塩指
導が重要である。さらに、ストレス、緊張状態により血圧が上昇することからストレス管理も
必要である。

（2）薬物療法

　心血管病の発症・進展・再発予防効果は、降圧薬の種類によるものではなく、降圧度に比例
することが確認されている。主要降圧薬は① Ca 拮抗薬、② アンジオテンシンⅡ受容体拮抗薬
（ARB）、③ アンジオテンシン変換酵素阻害薬（ACE 阻害薬）、④ 利尿薬、⑤ β遮断薬（含 α
β遮断薬）の 5 種類であり、積極的な適応や禁忌や慎重投与となる病態等に応じて適切な降圧
薬を選択する。β遮断薬は糖尿病惹起作用、特に高齢患者における臓器障害・脳心血管病抑制

表 3.1.6　生活習慣の修正項目

1．食塩制限 6 g ／日未満	4．運動療法：軽強度の有酸素運動（動的およ
2．野菜・果物の積極的摂取*	び静的筋肉負荷運動）を毎日 30 分、また
飽和脂肪酸、コレステロールの摂取を控える	は 180 分／週以上行う
多価不飽和脂肪酸、低脂肪乳製品の積極的摂取	5．節酒：エタノールとして男性 20-30 mL ／日
3．適正体重の維持：BMI（体重 [kg] ÷身長 [m] ^{2}）	以下、女性 10-20 mL ／日以下に制限する
25 未満	6．禁煙

生活習慣の複合的な修正はより効果的である
＊カリウム制限が必要な腎障害患者では、野菜・果物の積極的摂取は推奨しない
　肥満や糖尿病患者などエネルギー制限が必要な患者における果物の摂取は 80 kcal ／日程度にとどめる

［出典：日本高血圧学会（2019）高血圧治療ガイドライン 2019、p64］

効果が劣るとの報告があり、JSH2019において積極的適応が無い場合の第一選択薬として推奨されている降圧薬は、① Ca 拮抗薬、② アンジオテンシンⅡ受容体拮抗薬(ARB)、③ アンジオテンシン変換酵素阻害薬（ACE 阻害薬）、④ 利尿薬の４種である。このうち、①、②、③は末梢血管抵抗を減らし、④ は循環血液量、心拍出量を減らす薬剤である（表 3.1.7）。合併症のないⅠ度高血圧の場合は単剤少量から開始し緩除な降圧を図る。合併症がある場合、禁忌あるいは慎重使用となる薬剤があるので特に注意が必要である。降圧効果不十分の場合、増量、薬剤の変更、薬剤の併用等を考慮する。降圧薬の併用により、降圧効果の増強・副作用の相殺などの利点が期待される反面、副作用が増強される場合もある。例えば、非ジヒドロピリジン系 Ca 拮抗薬とβ遮断薬の併用による心臓抑制増強作用、レニン・アンジオテンシン系阻害薬とカリウム保持性利尿薬による血中カリウム濃度の上昇が挙げられる。また、他疾患の治療薬と降圧薬の薬物相互作用にも注意を払わなければならない。降圧薬の併用では ARB と 利尿剤併用、ARB と Ca 拮抗薬併用が推奨されており、それらを組み合わせた配合剤がいくつか発売されている。ただし、降圧薬の使用にあたって、単剤少量からの開始が基本となるため配合剤は第一選択薬とはならない。２剤併用で降圧効果が見られない場合には、Ca 拮抗薬・ARB／ACE 阻害薬・利尿薬の３剤併用を行うが、更なる併用療法として MR 拮抗薬（ミネラルコルチコイド受容体拮抗薬）や交感神経抑制薬（αβ遮断薬、β遮断薬、α遮断薬）の追加が行われる。

　降圧薬の服用は長期となるため、患者のアドヒアランス向上、QOL の維持のために１日１回服用の薬が望ましく、服用量を減らせる配合剤の使用も有用である。降圧目標の達成には数ヵ月かける緩徐な降圧のほうが望ましいが、心血管病発症リスクが高い場合、数週間以内で降圧目標に達することが必要な場合もあり、薬物療法は個々の患者の病態に合わせて慎重に選択される。

　薬剤師が服薬指導をおこなう場合、患者の飲食物・嗜好品、OTC 薬・健康食品摂取状況などの情報収集が必須である。高齢者に対しては食後低血圧も考慮して、食後のめまい、ふらつき、失神等の症状に関する聞き取りをおこなう必要がある。

表 3.1.7　主要降圧薬の積極的適応

降圧薬 / 疾患	Ca 拮抗薬	ARB／ACE 阻害薬	サイアザイド系 利尿薬	β遮断薬
左室肥大	○	○		
LVEF の低下した心不全		○[※1]	○	○[※1]
頻脈	○ (非ジヒドロピリジン系)			○
狭心症	○			○[※2]
心筋梗塞後		○		○
蛋白尿／微量アルブミン尿を有する CKD		○	○	

※１：少量から開始し、注意深く漸増する　※２：冠攣縮には注意

[出典：日本高血圧学会（2019）高血圧治療ガイドライン 2019、p77]

4）症例〜血圧コントロール不良の高血圧症患者〜

　血圧コントロールが不良な高血圧症患者である。この患者は、高血圧状態が脳・心血管疾患の重大なリスクファクターであることの認識が欠けており、自覚症状のないこと、不規則な生活習慣のため、治療に対する意識が乏しい。

（1）患者情報

【患者】53 歳、男性

【背景・経緯】

　50 歳の時に脱サラをし、現在居酒屋を経営している。47 歳で参加した健康支援イベント及び翌年の定期健康診断で高血圧を指摘され、受診により本態性高血圧と診断された。生活習慣の指導を受けたが血圧は是正されず、間もなく薬物療法が開始された。定期的な受診と薬局での継続的な支援、生活習慣の改善に伴い血圧がコントロールされるようになった。しかし、最近の数ヵ月間は血圧コントロール不良な状態が続いており、今回も 162／94 mmHg であった。高血圧と診断されて禁煙していたが、1 年前より喫煙を始め、20 本／日吸っている。飲酒は缶ビール 2 本／日である。減塩や減量の必要性は理解しているが、仕事の都合上外食が多く、生活も不規則になりがちである。体重もこの 1 年間で約 3 kg 増えた。会社員の時には通勤で毎朝 30 分間歩行していたが、現在は運動不足であることも自覚している。降圧剤 1 ヵ月分が処方されていたが、残薬があるので、1 週間分だけに変更にしてほしいと薬剤師に相談してきた。薬剤師が、残薬の状況を確認したところ、服用を忘れて実際には 1 ヵ月以上の残薬があった。薬局で血圧を測定してもらったところ、164／92 mmHg だった。

　この患者の day1 までの診察室血圧の経過を表 3.1.8 に示した。家庭内で血圧の測定は行っていない。

【主訴】高血圧

【家族歴】家族に高血圧症なし

【生活歴】居酒屋経営にともない夫婦は別居中

【社会歴】50 歳で脱サラして、居酒屋経営者、以前は食品会社の会社員（事務系）。

【既往歴】心不全・心筋梗塞の既往なし

【アレルギー歴・副作用歴】薬物アレルギーなし、春先に花粉症

【OTC 薬・健康食品】なし

【病識・コンプライアンス】病識は乏しい、コンプライアンス不良

【体型】身長 174 cm、体重 87 kg、BMI 28.7

【身体所見】＜眼瞼結膜＞貧血なし、＜眼球結膜＞黄染なし、充血なし、＜口腔内＞咽頭発赤なし、扁桃腫大なし、潰瘍なし、＜頸部＞リンパ節腫脹なし、甲状腺腫脹なし、圧痛なし、＜胸部＞肺胞呼吸音・心音異常なし、＜腹部＞グル音聴取・圧痛

表 3.1.8　診察時における血圧値の経過

day	血圧値（mmHg）
Day-120	143／85
Day-60	148／90
Day-30	155／90
Day 1	162／94

なし、＜四肢＞浮腫・筋力低下・皮疹なし

【処方情報】 ニフェジピン徐放錠 10 mg（ニフェジピン L 錠 10 mg）1 日 2 回朝夕食後

　　カンデサルタンシレキセチル錠 4 mg（ブロプレス®錠 4 mg）1 日 1 回朝食後

【測定値】 血圧（診察室 162／94 mmHg、薬局 164／92 mmHg）、脈拍数 82 回／分、呼吸数

　　12 回／分、体温 36.4℃、SpO₂ 98。

（2）問題リスト

　この患者の問題点として「＃ 1：血圧コントロール」をとりあげる。

（3）SOAP チャート

　＃ 1：血圧コントロール

S　Subjective data（主観的情報）

- 飲酒は缶ビール 2 本／日、喫煙は 20 本／日である。
- コンプライアンスは不良で、1 ヵ月分以上の残薬がある。
- 減量や禁煙の必要性については理解しているが、実際の行動には至っていない。
- 深夜に食事をするなど、生活が不規則である。
- 運動不足を自覚している。

O　Objective data（客観的情報）

【患者】 53 歳、男性、身長 174 cm、体重 87 kg、BMI 28.7

【生活歴】 夫婦は別居中

【測定値】 血圧（診察室 162／94 mmHg、薬局 164／92 mmHg）、脈拍数 82 回／分、呼吸
　　数 12 回／分、体温 36.4℃、SpO₂ 98％。家庭血圧の測定は行っていない。

A　Assessment（評価）

【薬物療法の評価】 コンプライアンス不良により、血圧コントロールができていない。

【病因・病態】 生活習慣の中に、以下の高血圧のリスクファクターが認められる。

- 飲酒（缶ビール 2 本／日）、喫煙（20 本／日）、外食（高塩分食、高カロリー食）、体重
　　増加（3 kg）、運動不足

【測定値】 Ⅱ度高血圧に該当する。

【副作用】 なし

P　Plan（計画）

下記項目を取り組むことにより、血圧値のコントロールを図る。

1．診察室の血圧が上昇してきているが、コンプライアンス不良が原因と考えられるので、内服薬の用量は変更せず様子をみる。

2．コンプライアンスの向上：
・服薬指導をしっかり行い、コンプライアンス不良が原因で血圧コントロールができていない事を自覚させる。
・指導後の服薬状況についてテレフォンフォローアップを行う。改善が無ければ、コンプライアンス不良の原因を患者から聞き取り、その内容に応じた対応を一緒に考える。
（例：朝、夕2回の服用が難しいことが原因なら、カンデサルタンシレキセチル・アムロジピンベシル酸塩錠（ユニシア®配合錠）等の1日1回製剤への変更をトレーシングレポートで提案する）

3．血圧測定：血圧測定を朝夕計2回行うことを改めて指導する。測定が出来ていない理由を患者と話し合い対策を行う（例：血圧計が無ければ購入を薦める。簡易に測定できるスマートウォッチの導入などを提案する）。

4．非薬物療法：減塩食の導入、不規則な食事時間の是正やカロリー制限の必要性について説明する。禁煙の必要性を説明し、必要に応じて禁煙補助剤の使用を勧める。運動不足の解消のために、日常での運動の取り入れを提案する。

5．治療効果のモニタリング：コンプライアンス良好になった後、再度評価する。

6．副作用のモニタリング：アレルギー症状、めまい、ふらつき、尿量減少、むくみ、体重増加等の有無を確認する。

7．治療計画：家庭血圧の測定の重要性を説明し、家庭において血圧測定をおこなってもらう。家庭血圧では135／85 mmHg 未満を目標とする。食事療法、運動療法との関係において、定期的な体重測定をおこなうことを提言する。コンプライアンスおよび禁煙、運動等の改善後も家庭血圧の高値が続くようであれば内服薬の変更、追加を考慮する必要がある。

2．耐糖能異常

耐糖能異常とは、血糖値が正常値と異常値（糖尿病と判断される値）の間にある状態で、糖尿病予備軍、境界型糖尿病ともいわれ、放置すると糖尿病になる確率が高まる。体内のインスリンの分泌量に変化はないが、インスリン抵抗性が増すことでインスリンの働きが悪くなり、糖尿病と診断されるほどの高血糖ではないものの、血糖値が正常より高くなった状態で、動脈硬化が進行しやすい。食事や運動などの生活習慣の改善をアドバイスし糖尿病への進行を防いだり、受診勧奨のタイミングなどで薬剤師のサポートが重要となる。

1）診断基準

糖尿病の臨床診断は、図3.2.1のフローチャートに従って進められる。

高血糖の判定は、図3.2.2に示すように、空腹時血糖値、75g経口ブドウ糖負荷試験（OGTT）2時間値の組み合わせでおこなわれ、糖尿病型、正常型、境界型に分けられる。耐糖能異常は境界型の状態である。

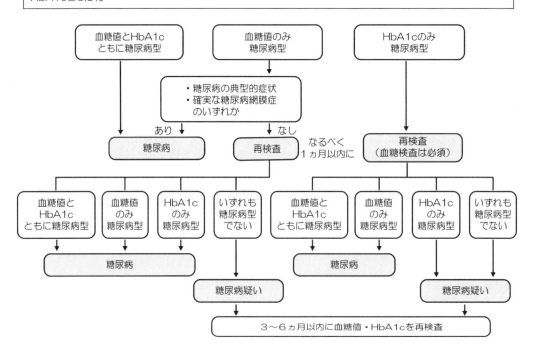

図3.2.1　糖尿病の臨床診断フローチャート

［出典：日本糖尿病学会：「糖尿病の分類と診断基準に関する委員会報告（国際標準化対応版）」
糖尿病 55(7)：485-504、2012］

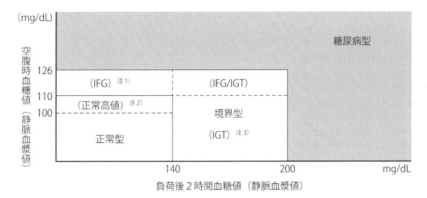

注 1）　IFG は空腹時血糖値 110 〜 125 mg/dL で、 2 時間値を測定した場合には 140 mg/dL
　　　未満の群を示す（WHO）。ただし ADA では空腹時血糖値 100 〜 125 mg/dL として、
　　　空腹時血糖値のみで判定している。
注 2）　空腹時血糖値が 100 〜 109 mg/dL は正常域ではあるが、「正常高値」とする。この
　　　集団は糖尿病への移行や OGTT 時の耐糖能障害の程度からみて多様な集団であるた
　　　め、OGTT を行うことが勧められる。
注 3）　IGT は WHO の糖尿病診断基準に取り入れられた分類で、空腹時血糖値は 126 mg/dL
　　　未満、75gOGTT 2 時間値 140 〜 199 mg/dL の群を示す。

図 3.2.2　経口ブドウ糖負荷試験（OGTT）の判定区分と判定基準
［出典：日本糖尿病学会編・著（2022）糖尿病治療ガイド 2022-2023、文光堂、p28］

2）フィジカルアセスメントのポイント

　通常健康診断では空腹時血糖値を測定するが、食直後血糖値を測定すると、空腹時血糖値よりも非常に高い値を示すことがある。いわゆる、食後高血糖、血糖値スパイクと言われる現象である。図 3.2.3 に血糖値の 1 日の経時的変動の例を示す。検診などで 100〜109 mg／dL の「正常高値」となった場合、食後高血糖の可能性を考慮し生活習慣を見直す必要がある。耐糖能異常の場合、動脈硬化が進行しやすいと言われるが、特に脂質異常症、高血圧、高血糖はトリプルリスクと言われ 1 つ悪ければ他の 2 つも悪くなりやすい。脳・心血管疾患の予防のため、耐糖能異常に注意が必要である。

　血糖値、HbA1c は検体測定室を設置している薬局で自己採血により測定できる。地域の「健康まつり」「健康フェア」などで測定する機会もある。耐糖能異常の正確な診断には受診が必要であるが、診断を待つまでもなく、耐糖能異常を疑う人に対しサポートをすることは薬剤師の重要な役割である。

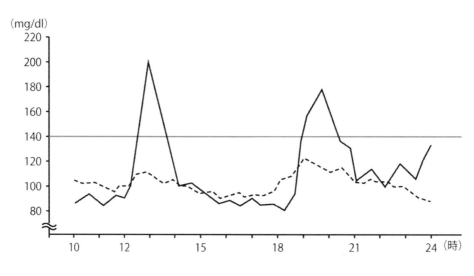

図 3.2.3　1 日の血糖値の変化

破線は、健康な人の 1 日の典型的な血糖値の変化
実線は「血糖値スパイク」が起きている人。とがった針のような血糖値の急上昇が、食後にだけ起きる
　　　　　［引用：NHK ホームページ（https://www.nhk.or.jp/special/kettouchi/result/index.html）］

3）耐糖能異常に対する健康サポート

　薬剤師が糖尿病の薬物治療に関わり、良好な血糖コントロールをサポートすることはもちろんのことであるが、耐糖能異常の段階で介入し、糖尿病への進行を防ぐことも、人々の健康増進に寄与する重要な職能である。薬剤師が、検診結果を示されてサポートを求められた時、安易に血糖値のみで判断するのではなく、他の検査値も見ながら食事や運動などの生活習慣の改善をアドバイスする必要がある。また治療の必要性を認めた場合、受診へと繋げるタイミングを逃さないよう注意しなければならない。

血糖値スパイクを疑われる人への食事指導の例
① よく噛んでゆっくりと食べる。
② 食物繊維を含む野菜、タンパク質・脂質を含む肉や魚、炭水化物（糖質）の順に食べることで、小腸での炭水化物の吸収速度をゆるやかにし、急激な血糖値の上昇を予防する。
③ 欠食を避ける。例えば朝食を抜いた状態で昼食を食べると、血糖値が急激に上がる。
④ おにぎりやラーメンだけといった炭水化物のみの食事をしない。
⑤ 低 GI 食品を選ぶ。GI は Glycemic Index の略で、食後血糖値の上がりやすさを示す指標である。例えば、白米をもち麦や五穀米に、パンをライ麦パンに変えるなどの工夫をする。
運動指導の例
① 食後 1～2 時間後に運動をおこなうと、食後の血糖値や中性脂肪の値の上昇をゆるやかにすることができる。ただし、階段の上り下りやウォーキング程度の強度で行う。激しい運動は食べ過ぎを招くこともある。

② 運動により糖の利用が促進し、筋肉のインスリン感受性が高まり、内臓脂肪の減少によりインスリン抵抗性の改善も期待できる。ただし、1日1回の激しい運動より日常生活の中でこまめに体を動かすほうが効果的である。

③ 筋力トレーニングをする。特に、痩せ型の人は消費エネルギーを増やすために筋肉をつけたほうがよい。

　このような工夫した食事や適度な運動も、継続することが大切である。習慣化するために、体重や日々の食事・運動を記録すること、スマートフォンで健康管理を記録するアプリなどを活用することも考えられる。

4）薬剤師によるサポート事例〜耐糖能異常の疑いで薬局のサポートを受けることになった例〜

　空腹時血糖値が高めで推移していることが気になり、薬局に相談に訪れた例である。

（1）来局者情報

【患者】 55歳、女性

【背景・経緯】

　40歳位からパートタイマーで働いていたが、正社員になり、定期健康診断を受けるようになった。数年前脂質異常症を指摘され受診、薬物療法を続けており、月に一度処方せんを持って薬局を訪れる。今回、今年受けた検診結果を持参した。血糖値について、基準値を外れてはいないが、ここ2〜3年高めで推移しているので、受診時医師に相談したが、「糖尿病には当たらない。自分で食事に気を付けるように」と言われたとのこと。事務職で運動不足を自覚している。当薬局では、検体測定室を設置し自己採血により血糖値、HbA1c、血中コレステロールの測定が可能である。健康診断では空腹時血糖値を測定しているとのことで、食直後の血糖値を測ってみることを提案した。後日食直後に来局してもらい、血糖値とHbA1cの測定を行った。

【主訴】 血糖値に対する不安

【家族歴】 家族に糖尿病患者はいない

【生活歴・社会歴】 結婚後専業主婦であったが、子どもに手がかからなくなってパートタイマーで働き始め、数年前より正社員となった。事務職で、運動量は少ない。移動は自家用車を利用。

【既往歴】 脂質異常症、その他検診で異常を指摘されたことは無い

【アレルギー歴・副作用歴】 薬物アレルギーなし、春先に花粉症で市販薬を服用

【体型】 身長162 cm、体重63.1 kg、BMI 24.0

【身体所見】 特になし

【服用薬】 ロスバスタチン錠2.5 mg　1回1錠　1日1回夕食後
　コンプライアンス良、OTC薬・健康食品の摂取なし

【測定値】健康診断の空腹時血糖値 109 mg／dL　薬局の検査室での測定値は食後 40 分の血糖

値 170 mg／dL　HbA1c 6.0% であった。

他の健康診断の検査値は総コレステロール 220 mg／dL、HDL-C 50 mg／dL、LDL-C 150 mg

／dL、中性脂肪 95 mg／dL

(2) 問題リスト

この患者の問題点として「♯1：食後高血糖」をとりあげる。

(3) SOAP チャート

♯1：食後高血糖がある

S　Subjective data（主観的情報）

・　飲酒・喫煙無し

・　若いころに比べて体重が 10 kg増加している。

・　食事は基本 3 食であるが、時間が無くて朝食を食べない事がある。職場の休憩時間に間

食を取ることも多い。

・　夕食は帰宅が遅いことがあり、総菜を買って帰ることが多く食べる時刻も遅い。

・　運動不足を自覚し、何か運動を始めたいと思っているが、実際の行動には至っていない。

O　Objective data（客観的情報）

【患者】55 歳、女性、身長 162 cm、体重 63.1 kg、BMI 24.0

【生活歴】夫婦 2 人の生活　休日の夕食は外食をすることが多い　間食あり　運動量小

【測定値】空腹時血糖値 109 mg／dL（健康診断）

食後 40 分の血糖値 170 mg／dL　HbA1c 6.0%（薬局での測定値）

A　Assessment（評価）

【血糖値の評価】空腹時血糖値は、基準値内で正常高値に分類される。食事後 40 分の血糖

値 170 mg／dL は血糖値スパイクの可能性を疑う。HbA1c 6.0%は基準値内だが、正常型

より高値である。

【食習慣・運動習慣】外食（高塩分食、高カロリー食）、体重増加、運動不足

【測定値】耐糖能異常が疑われる

P 　Plan（計画）

下記項目を取り組むことにより耐糖能異常を是正し、糖尿病への進行を予防する。

1．非薬物療法：カロリー制限の必要性について説明する。特に夜遅い食事はエネルギー消費をする前に就寝することになるので、必要なカロリーの摂取を朝・昼食に行うよう提案する。急激な血糖値の上昇を抑える食事の進め方を説明し、運動不足の解消のために、通勤時歩行など定期的運動の取り入れを提案する。

2．サポート効果のモニタリング：体重、血圧、血糖値などのチェックに薬局の検体測定室が利用できることを伝え、気軽に相談するように伝える。

3．サポート計画：食事管理、運動継続の指標の一つとして、家庭で定期的な体重測定をおこなうことを提言する。薬局での定期的な血糖値・HbA1c の測定、記録を勧める。

3．慢性閉塞性肺疾患

　慢性閉塞性肺疾患（chronic obstructive pulmonary disease：COPD）はタバコ煙を主とする有害物質を長期に吸入曝露することで生ずる肺疾患である（COPD 診断と治療のためのガイドライン第6版）。喫煙が最大の危険因子であり、また加齢と共に発症率が上昇する「肺の生活習慣病」と呼ばれている。我が国の推計患者数は 500 万人を超えるが、実際に治療を受けている患者数は 20 万人程度に過ぎない。このため、ほとんどの患者は未受診・未治療の状態であると推定されている。潜在患者の受診勧奨など地域薬局の薬剤師が果たす役割は大きい。

1）病態と診断基準

（1）診断基準

　長期の喫煙歴など曝露因子があれば COPD を疑う。気管支拡張薬投与後のスパイロメトリー（p.36 参照）で1秒率（FEV_1／FVC）が 70％未満であり、かつ他の閉塞性換気障害をきたす疾患（喘息や気管支炎、心不全など）に該当しなければ、COPD と診断される。

（2）病期分類と重症度

　COPD の病期は、％1秒量（％FEV_1）でⅠ～Ⅳ期に分類される（表 3.3.1）。しかし、病期分類は気流閉塞の程度による分類のため、必ずしも重症度を反映するものではない。重症度の指標としては BODE index などがある（表 3.3.2、3.3.3）。治療法の選択は％1秒量だけではなく、呼吸困難、運動能力、体重減少などの症状や将来における増悪リスクの評価などを含めて総合的に判断される。

表 3.3.1　COPD の病期分類

病期		スパイロメトリー	主な症状
Ⅰ期	軽度の気流閉塞	%FEV$_1$≧80%	無症状であることが多いが、呼吸困難に先行して慢性の咳・痰が見られることもある。
Ⅱ期	中等度の気流閉塞	50%≦%FEV$_1$＜80%	労作時の呼吸困難を自覚し、日常生活に支障をきたしはじめる。
Ⅲ期	高度の気流閉塞	30%≦%FEV$_1$＜50%	症状は持続性となり、呼吸困難の悪化とともに呼吸不全、右心不全、体重減少などがみられる。
Ⅳ期	きわめて高度の気流閉塞	%FEV$_1$＜30%	呼吸困難の悪化および呼吸不全、右心不全、体重減少などの合併症状がみられる。

［出典：日本呼吸器学会（2022）COPD 診断と治療のためのガイドライン第 6 版 2022、p53（一部改変）］

表 3.3.2　BODE index の項目とポイント

項目	ポイント			
	0	1	2	3
MRC 息切れスケール	0～1	2	3	4
%FEV$_1$	≧65	50～64	36～49	≦35
6 分間歩行距離	≧350	250～349	150～249	≦149
Body Mass Index	＞21	≦21		

mMRC: modified Medical Research Council
各項目の数値に対して BODE index の点数を加点し、最大点数は 10 点で最小点数は 0 点となる。点数が高いほど重症である。
BODE index 0～2：quartileⅠ、BODE index 3～4：quartileⅡ、BODE index 5～6：quartileⅢ、BODE index 7～10：quartileⅣ
（表 3.3.2）［Celli BR, et al: N Eng J Med, 2004,350: 1005-1012］
（表 3.3.3）［GOLD：Global Strategy for Prevention, Diagnosis and Management of COPD 2021］

表 3.3.3　呼吸困難（息切れ）を評価する修正 MRC（mMRC）質問票

グレード分類	あてはまるものにチェックしてください（1 つだけ）	
0	激しい運動をした時だけ息切れがある。	□
1	平坦な道を早足で歩く、あるいは緩やかな上り坂を歩く時に息切れがある。	□
2	息切れがあるので、同年代の人よりも平坦な道を歩くのが遅い、あるいは平坦な道を自分のペースで歩いている時、息継ぎのために立ち止まることがある。	□
3	平坦な道を約 100m、あるいは数分歩くと息継ぎのために立ち止まる。	□
4	息切れがひどく家から出られない。あるいは衣服の着替えをする時にも息切れがある。	□

呼吸リハビリテーションの保険適用については、旧MRCのグレード 2 以上、すなわち上記mMRCのグレード 1 以上となる。

（3）身体所見

　COPD の呼吸困難は、最初は労作時に自覚することが多いが、慢性の咳・痰は初期より認められる。COPD の身体所見としては、ビール樽様胸郭（p.18 参照）、呼吸数の増加、呼気相の延長、呼気時の口すぼめ呼吸、頸部の呼吸補助筋の発達などがあるが、初期には出現せず、中等症以降に認められる。また、中等症以降では下肺野の聴診所見異常や呼吸困難の悪化に伴い、動脈血液中の酸素分圧（PaO$_2$）、酸素飽和度（SaO$_2$）および SpO$_2$ の値が低下し、チアノーゼやばち状指（p.18-19 参照）が出現する。体重減少や筋力低下（サルコペニア）などの栄養障害も重症度の把握に役立つ。

２）フィジカルアセスメントのポイント

　COPD は推計患者数が多いのにもかかわらず、大多数が未受診・未治療の状態であることから、COPD の潜在患者の発掘と受診勧奨の意義は大きい。COPD のスクリーニングシートとし

て、我が国で開発された COPD-Q などが簡便で有用である（表 3.3.4）。喫煙歴のある 40 歳以上の成人で、労作時の呼吸困難や慢性の咳・痰があれば COPD を疑い、積極的にスクリーニングを行うとよい。風邪症状で COPD 症状が顕在化することがあり、喘鳴や労作時の呼吸困難（息切れ）のほか、風邪を繰り返す、風邪からの回復が遅延する、などの訴えがある場合も COPD を疑う。中等症以降の場合は頸部の呼吸補助筋の発達や体重減少・筋力低下など身体所見も目立つ。呼吸状態の把握にはパルスオキシメーターによる SpO_2 の測定（p.33 参照）が簡便で、治療効果の判定などにも役立つ。ハイ・チェッカーを用いた簡易スパイロメトリー測定（p.36 参照）も有用である。

表 3.3.4　COPD-Q

COPD スクリーニングのための質問（COPD-Q）

1．現在、おいくつですか？

40～49 歳	50～59 歳	60～69 歳	70 歳以上
□ 0点	□ 1点	□ 2点	□ 3点

2．かぜをひいていないのに、たんがからんでせきをすることがありますか？

いつも	ほとんどいつも	ときどき	まれに	ほとんどない
□ 1点	□ 1点	□ 1点	□ 0点	□ 0点

3．走ったり、重い荷物を運んだりしたとき、同年代の人と比べて息切れしやすいほうですか？

はい	いいえ
□ 1点	□ 0点

4．この一年間で、走ったり、重い荷物を運んだりしたとき、ゼイゼイやヒューヒューを感じることがありましたか？

いつも	ほとんどいつも	ときどき	まれに	ほとんどない
□ 2点	□ 1点	□ 0点	□ 0点	□ 0点

5．これまで、たばこをどれくらい吸いましたか？
（　）に数字を記入し、次の計算をしてください。

1 日の平均本数（　　　　）× 喫煙年数（　　　　　）＝　合計（　　　　　）

合計はどれですか？

吸わない	1～399	400～999	1,000 以上
□ 0点	□ 1点	□ 2点	□ 3点

各質問の点数を足して総合点を計算して下さい

1 の点数（　　）＋ 2 の点数（　　）＋ 3 の点数（　　）＋ 4 の点数（　　）＋ 5 の点数（　　）

＝ 総合点（　　　　）

総合点が 4 点以上で COPD（慢性閉塞性肺疾患）にかかっている可能性があります。
医療機関を受診し呼吸機能検査を受けることをおすすめします。

[Samukawa T et al：*Int J Chron Obstruct Pulmon Dis*, 2017, 12:1469-1481]

3）健康サポートと治療

　COPD の管理目標として、Ⅰ．現状の改善、すなわち① 症状および QOL の改善、② 運動耐容能と身体活動性の向上および維持に加え、Ⅱ．将来リスクの低減、すなわち① 増悪の予防、② 疾患の進行抑制および健康寿命の延長、と定めている（COPD 診断と治療のためのガイドライン第 6 版）。管理方法として禁煙指導、薬物療法、酸素療法、外科療法などがあり、管理目標を達成するためにこれらの方法を組み合わせて実施する。

　COPD における呼吸機能低下の進行抑制には、禁煙を含めた原因物質曝露からの回避が必須かつ最優先の課題である。増悪を起こすことが病態進行に大きく関わるため、増悪予防が重要である。COPD の増悪防止のためにワクチン接種、特にインフルエンザワクチン接種が有効であり、全ての COPD 患者および家族・介護者への接種が推奨される。65 歳以上の COPD 患者および 65 歳未満でも％1 秒量が 40％未満の患者には、肺炎球菌ワクチンの接種も推奨される。

（1）安定期の管理

　安定期の管理は、重症度に応じて治療法を段階的に増強する方式となっており、管理アルゴリズムに準じて行われる（図 3.3.1）。

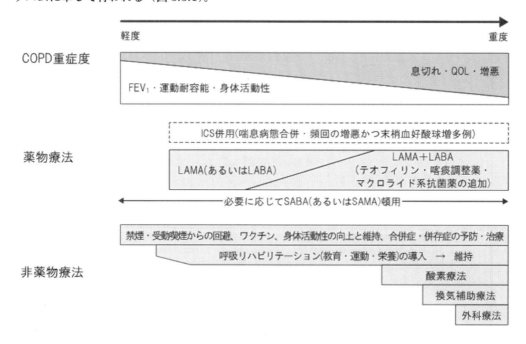

　LAMA：長時間作用性抗コリン薬　　LABA：長時間作用性 β_2 刺激薬
　SAMA：短時間作用性抗コリン薬　　SABA：短時間作用性 β_2 刺激薬
　ICS：吸入ステロイド薬

図 3.3.1　安定期の重症度に応じた管理

［出典：日本呼吸器学会（2022）COPD 診断と治療のためのガイドライン第 6 版 2022、p96（一部改変）］

① 薬物療法

　薬物療法の中心は吸入療法である。患者ごとに適切な吸入手技や継続可能な薬剤・デバイス・吸入方法の選択が重要である。したがって、患者がその薬剤を正しく使用できるよう適切な吸入指導が欠かすことはできず、薬剤師が果たす役割は大きい。患者の前で吸入手技を実演して指導することが最も有用で、初回のみならず指導を繰り返し継続することが重要である。

　薬物として、気管支拡張薬の抗コリン薬、β_2刺激薬、テオフィリン薬などが中心的に用いられ、その他喀痰調整薬なども使用される（図 3.3.1）。第一選択薬は吸入薬の長時間作用型抗コリン薬（LAMA）（または長時間作用型β_2刺激薬（LABA））であり、効果不十分の場合は他薬を追加併用する。喘息とのオーバーラップ症例の場合は、吸入ステロイド薬（ICS）を併用する。

② 非薬物療法

　非薬物療法では、禁煙を含めて、包括的に行う（図 3.3.1）。ワクチン接種、栄養療法や運動療法は疾患早期から導入する。呼吸リハビリテーションは有症状者に対し積極的に導入する。

　呼吸リハビリテーションは、COPD の呼吸困難の軽減、運動耐容能の改善、健康関連 QOL の改善に有効であり、COPD 非薬物療法の中で標準治療と位置付けられている。筋肉量の増加や身体活動レベルの維持のための運動療法を中心とし、口すぼめ呼吸や腹式呼吸の呼吸訓練、日常管理の教育、栄養管理の指導が含まれる。包括的に実施することにより、その治療効果は薬物療法に上乗せすることができる。

　我が国の COPD 患者は高齢かつやせ型が多く、骨格筋量の減少と筋力・身体機能の低下で定義されるサルコペニアの合併症例への対策が重視されている。特にⅢ期以上の患者には栄養障害が認められることが多く、%標準体重（%IBW）＜90%や BMI＜20 kg／m^2 の場合は栄養治療が適応となる。高エネルギー食や分岐鎖アミノ酸を含む高蛋白食の指導が基本であり、リンやカルシウムの摂取も重要である。食事を一度に摂取することが難しい場合には、分食する。食事摂取量の増加が困難な場合や%IBW＜80%の場合は、栄養補給療法を考慮する。

③ 酸素療法

　呼吸困難や低酸素血症が進行した場合は、酸素療法が導入される。血中酸素量として PaO_2 が60 Torr（SpO_2 90%）以上を目標に、原則 1 日 18 時間以上吸入させる。SaO_2 のモニタリングは必要であるが、多くの場合、SaO_2 は SpO_2 のチェックで代用できる。高濃度の酸素を扱うため、周囲の火気厳禁および禁煙を徹底するほか、災害・緊急時の対応等を確認しておく。

（2）増悪

　COPD の増悪とは、息切れの増加、咳や痰の増加、胸部不快感・違和感の出現あるいは増強などを認め、安定期の治療の内容の変更が必要となる状態と定義されている。増悪は患者のQOL や呼吸機能を低下させ、生命予後を悪化させる。

　増悪の症状として息切れ（呼吸困難）がある。急激な体重減少や発熱（気道感染症など）な

どが増悪の前兆としてみられる。増悪時の薬物療法は ABC アプローチ（抗菌薬 Antibiotics、気管支拡張薬 Bronchodilators、ステロイド薬 Corticosteroids）が基本となる。また、呼吸不全に対しては酸素投与が必須となる。

4）症例～COPD の早期発見につなげるアプローチ～

第 I 期に相当する COPD 患者である。この患者は COPD の罹患を自覚しておらず、未受診・未治療の状態である。スクリーニングにより COPD を早期発見し、受診につなげることは、薬局薬剤師の果たす役割として意義がある。

https://youtu.be/UuQSX6OU_VQ

（1）患者情報

【患者】 72 歳、男性

【背景・経緯】

長年、綿工場のほこりっぽい環境の中で勤務してきた。喫煙歴は 50 年以上（20～30 本／日）である。血圧が高かったため、57 歳の時に降圧薬の服用を開始し、現在血圧は安定している。高血圧の定期受診後、薬局へ処方薬を受け取りに来た際に、薬剤師に咳や痰、呼吸困難感について以下のように相談してきた。

60 歳を過ぎた頃から常に咳が出現し、ときおり痰もからむようになった。風邪をひくと以前より長引くようになった。また数年前から、階段や坂道を上がるときに息切れを感じるようになった。これはタバコと加齢のせいであると本人は考えている。医師からは血圧のためにも何度も禁煙するよう指導されているが、結局、挫折し、喫煙を続けている。

薬剤師は COPD のスクリーニングシート（表 3.3.4）を勧め、パルスオキシメーター（p.33）で SpO_2 を、ハイ・チェッカー（p.37）で呼吸機能を調べた。

【主訴】 咳、喀痰、労作時の呼吸困難

【家族歴】 父：狭心症、姉：高血圧

【生活歴】 喫煙：20～30 本／日、50 年以上、しばしば禁煙を試みたが挫折

アルコール：機会飲酒

【社会歴】 綿工場で 45 年間勤務、現在無職

【既往歴】 I 度高血圧症（15 年前に診断）、現在血圧は安定

【アレルギー歴・副作用歴】 なし

【OTC 薬・健康食品】 なし

【病識・コンプライアンス】 息苦しさにはタバコまたは加齢が関与していることを認識している。処方薬のコンプライアンスは良好である。

【体型】 身長 165 cm、体重 56 kg、BMI 20.6

【身体所見】 胸郭やや拡大、頸部筋肉やや発達、チアノーゼなし、ばち状指なし、下肢浮腫なし、顔面浮腫なし

【処方情報】カンデサルタン　シレキセチル（ブロプレス錠® 8 mg）1 回 1 錠　1 日 1 回朝食
　　後

【COPD スクリーニングシート】70 歳以上、ときおり痰が絡んで咳をする、同年代の人と比べ
　　て息切れしやすい、ときおりゼイゼイやヒューヒューという息苦しさを感じることがある、
　　たばこ数値が 1,000 以上（20 本×50 年）、にチェックがある。COPD に関する知識はない。

【測定値】血圧 115／78 mmHg、脈拍 80 回／分、呼吸数 24 回／分、SpO$_2$ 93%、
　　1 秒率 68%（気管支拡張薬使わず）、% 1 秒量 80.4%

(2) 問題リスト

　この患者の問題点として「# 1：咳・喀痰・呼吸困難がある」をとりあげる。

(3) SOAP チャート

1：咳・喀痰・呼吸困難がある

S　Subjective data（主観的情報）

・　60 歳を過ぎた頃から常に咳が出現し、ときおり痰も絡むようになった。風邪も長引くよ
　　うになった。
・　数年前から、階段や坂道を上がるときに息切れを感じるようになった。
・　咳や痰、呼吸困難感はタバコと加齢のせいであると考えている。

O　Objective data（客観的情報）

【患者】72 歳、男性、体重 56 kg、BMI 20.6

【生活歴】喫煙：20～30 本／日、50 年以上

【身体所見】胸郭やや拡大、頸部筋肉やや発達、チアノーゼなし、ばち状指なし

【アレルギー歴・副作用歴】なし

【COPD スクリーニングシート】70 歳以上、ときおり痰が絡んで咳をする、同年代の人と比
　　べて息切れしやすい、ときおりゼイゼイやヒューヒューという息苦しさを感じることが
　　ある、たばこ数値が 1,000 以上（20 本×50 年）、の欄にチェックがある。COPD に関す
　　る知識はない。

【測定値】SpO$_2$ 93%、1 秒率 68%（気管支拡張薬使わず）、% 1 秒量 80.4%
　　　　※SpO$_2$ はパルスオキシメーターで、1 秒率および 1 秒量はハイ・チェッカーで測定

【COPD-Q 質問票】8 点

A Assessment（評価）

COPD の疑いがある。

【患者属性】複数の COPD リスクファクターを有している。

・　40 歳以上、男性、BMI 20.6、長年の喫煙経験

【症状】COPD に特徴的な初期症状がある。

・　咳や痰が常に出る

・　労作性の呼吸困難

【COPD スクリーニングシート】COPD-Q 質問票 8 点　⇒COPD の疑いがある。

・　風邪をひいていないのに痰が絡む、労作時にときどき喘鳴がある、の欄にチェックがある。

　　→気管支喘息とのオーバーラップである可能性は低い。

【測定値】COPD を疑う測定値である。

・　SpO₂ 93%　→95% 未満であるため低酸素血症が存在する。

・　1 秒率 68%　→70% 未満であるため閉塞性換気障害の可能性がある。

・　% 1 秒量 80.4%　→80% 以上であるため、COPD であるならば、病期 I 期に該当する。

【身体所見】COPD を疑う所見がある。ただし、重症の可能性は低い。

・　ややビール樽様胸郭　→閉塞性換気障害の可能性がある。

・　頸部筋肉やや発達　→しばしば呼吸困難が発生している可能性がある。

・　チアノーゼなし、バチ状指なし　→重症な低酸素血症には至っていない。

【その他】

・　アレルギー歴なし　→アレルギー性疾患の可能性は低い。

P Plan（計画）

【受診勧奨】COPD の疑いが強いことから、呼吸器内科への受診を勧める。

【禁煙】喫煙は COPD の最大のリスクファクターであり、禁煙を強く勧める。禁煙が継続できなかった理由の確認と禁煙支援の方法を検討する。場合によっては、禁煙外来の受診を勧める。

【呼吸リハビリテーション】呼吸困難感の改善に役立つ口すぼめ呼吸や腹式呼吸の方法を指導する。

【COPD 教育】COPD に関する情報提供およびリーフレットなどを配布する。

【ワクチン接種】COPD 増悪防止のためにインフルエンザワクチン接種を勧める。65 歳以上であることから肺炎球菌ワクチン接種も推奨する。

4．認知症

　認知症は「獲得した複数の認知・精神機能が、意識障害によらないで日常生活や社会生活に支障をきたすほどに持続的に障害された状態」とされる。国民生活基礎調査（厚生労働省、2019 年）によると、要介護者となった原因の第 1 位は認知症であり、24.3％を占めている。認知症の発症率は加齢と共に増加し、高齢化の進展に伴い 2025 年には 730 万人に達すると予測されている。わが国の 65 歳以上高齢者における認知症の有病率は約 15％と推定されている（2012 年）。認知症の主な原因疾患は、Alzheimer 型認知症が 67.6％と最多で、次いで血管性認知症が 19.5％、Lewy 小体型認知症／認知症を伴った Parkinson 病が 4.3％と報告（2013 年調査）されている。認知症の前段階とされる軽度認知障害（MCI：Mild Cognitive Impairment）の有病率は、65 歳以上の高齢者において 15〜25％と推定され、そのうち年間 5〜15％が認知症に進行する。一方で、年間 16〜41％が MCI から正常へ回復する。そのため、MCI 段階での早期発見が重要である。

　「認知症施策推進大綱」（厚生労働省、2019 年）では、共生と予防を基本的な考え方として、認知症になっても希望を持って日常生活を過ごせる社会を目指す施策が示されている。地域薬局の薬剤師には、認知症の早期発見と早期対応に関与し、患者や地域住民が適切な医療やサービスを受けられるよう支援する役割が期待される。

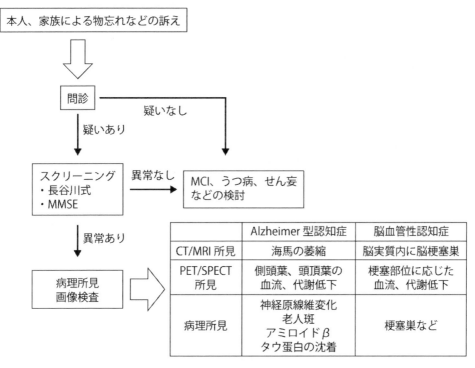

図 3.4.1　診断の手順
［出典：「認知症疾患診療ガイドライン」作成委員会編（2017）認知症疾患診療ガイドライン 2017、
　医学書院、p36-37 の内容を元に作成］

表 3.4.1　せん妄、うつ病との識別

	Alzheimer 型認知症	せん妄	うつ病
発症様式	潜在性（数ヵ月～数年）	急激（数時間～数日）	急性
経過	慢性的に進行する	急性、一過性	治癒することはあるが慢性化する場合もある
日内変動	なし	あり（夜間に増悪する傾向あり）	あり
意識	正常	障害される	正常
記憶	数分前～数十年前の記憶が障害される	数秒前～数日前の記憶が障害される	障害されないことが多い
思考	論理的思考の障害	支離滅裂	正常あるいは緩慢
見当識	障害される	意識障害によって変動する	正常

［出典：「認知症疾患診療ガイドライン」作成委員会編（2017）認知症疾患診療ガイドライン 2017、医学書院および他の文献を元に作成］

表 3.4.2　認知機能低下を誘発しやすい薬剤

向精神薬	向精神薬以外の薬剤
抗精神病薬 催眠薬 鎮静薬 抗うつ薬	抗パーキンソン病薬 抗てんかん薬 循環器病薬（ジギタリス、利尿薬、一部の降圧薬など） 鎮痛薬（オピオイド、NSAIDs） 副腎皮質ステロイド 抗菌薬、抗ウイルス薬 抗腫瘍薬 泌尿器病薬（過活動膀胱治療薬） 消化器病薬（H_2 受容体拮抗薬、抗コリン薬） 抗喘息薬 抗アレルギー薬（抗ヒスタミン薬）

［出典：「認知症疾患診療ガイドライン」作成委員会編（2017）認知症疾患診療ガイドライン 2017、医学書院、p47（一部改変）］

１）病態生理と診断

　最も発症数の多い Alzheimer 型認知症は、大脳全般の高度な萎縮を特徴とする疾患であり、大脳、海馬を中心に多数の老人斑と神経原線維の変化が見られる。発症にはアミロイドβの沈着やタウ蛋白のリン酸化が関与し、神経変性や脱落により脳の萎縮を引き起こすと考えられている。

（1）症状

　認知症の症状は、記憶、言語、視空間認知などの認知機能の障害と、それに伴う認知症の行動・心理症状（BPSD：behavioral and psychological symptoms of dementia）からなる。BPSDは、認知機能障害を基盤に身体的要因、環境的要因、心理的要因などの影響を受けて出現する。BPSD には、焦燥性興奮、攻撃性などの行動面の症状と、不安、うつ、幻覚、妄想などの心理症状がある。

（2）診断の手順

　病歴の確認、問診、認知症のスクリーニングを行い、疑いがある場合は画像検査などを行う。Alzheimer 型認知症では、CT や MRI で海馬の萎縮、PET、SPECT で頭頂葉、側頭葉の血流低下や糖代謝異常が見られる（図 3.4.1）。認知症は、加齢に伴う生理的健忘や、せん妄、うつ病と区別する必要がある（表 3.4.1）。また、服用薬に認知機能低下を誘発しやすい薬剤が含まれていないか確認する（表 3.4.2）。

２）フィジカルアセスメントのポイント

　MCI や認知症を疑う場合には、改訂長谷川式簡易知能評価スケールや MMSE（Mini-Mental State Examination）などを使用して認知機能の低下を把握する。認知症患者に対しては、早期発見や早期対応に関与し、適切な医療や公的サービスにつなげる。MCI は認知症とは異なり、日常生活が自立しており介護や支援は必要としていない。認知症に進行する可能性も正常状態に回復する可能性もあることから、MCI の早期発見と認知症への進行予防に地域薬局の薬剤師が果たす役割は大きい。

３）健康サポートと治療

　MCI 患者においては、適切なケアやリハビリテーションによる認知機能の回復を目標とする。薬剤師は、患者ができるだけ長く自立した生活が続けられるように適切な情報や支援を本人と家族に提供すると共に、不安や心配を軽減することが重要である。MCI から認知症への進行を促進する危険因子として、高血圧、糖尿病、脂質異常症および脳血管障害の既往がある。高血圧、糖尿病、脂質異常症の管理は、40〜65 歳の中年期では厳格に、高齢者では緩くする。

　認知症の治療は認知機能の改善と QOL 向上を目的として、薬物療法と非薬物療法を組み合わせて行う。BPSD の治療は非薬物療法を薬物療法より優先的に行う。薬物療法の開始に際しては、その必要性を十分に検討する。認知症患者は、比較的初期から服薬管理が困難になり、過量服用などの事故が起きる危険性が高くなる。内服回数の削減や一包化など服用方法の単純化や服薬管理ボックスの利用などの工夫を行い、アドヒアランスの状況を確認する。高齢の認知症患者では薬物療法において有害事象を生じやすいことから、副作用に注意を払う。

（1）非薬物療法

　非薬物療法では、身体機能の廃用を防ぎ残存機能を高めることで二次的に認知機能の向上を図り、その人らしさを大切にするパーソンセンタードケア（person-centered care）を基本とする。患者自身のみならず介護者も、非薬物療法の対象となる。認知症の BPSD を問題行動と捉えず、意図をもった理由ある行動と解釈して、受容と共感をもって対応すると、BPSD の軽減につながる。非薬物療法としては、記憶訓練、レクリエーション、運動療法、音楽療法などが行われる。

表 3.4.3　抗認知症薬の特徴

一般名 （製品名）	ドネペジル （アリセプト®）	ガランタミン （レミニール®）	リバスチグミン （イクセロン®） （リバスタッチ®）	メマンチン （メマリー®）
AD の適応症	軽度から高度	軽度および中等度	軽度および中等度	中等度および高度
作用機序	AChE 阻害	AChE 阻害 nAChR アロステリック増強	AChE 阻害 BuChE 阻害	NMDA 受容体拮抗薬
用法（回／日）	1	2	1	1
剤型	錠剤・細粒 口腔内崩壊錠 内用ゼリー	錠剤 口腔内崩壊錠 内用液	パッチ剤	錠剤
主な代謝・排泄経路	肝臓 （CYP2D6, 3A4）	肝臓 （CYP2D6, 3A4）	肝臓 （エステラーゼ）	腎排泄
主な副作用と発現頻度（医薬品インタビューフォームから引用）	悪心（2.4%） 嘔吐（1.3%） 下痢（1.2%） 食欲不振（2.5%）	悪心（15%） 嘔吐（12%） 下痢（6.2%） 食欲不振（8.3%） 頭痛（4.6%）	悪心（7.6%） 嘔吐（7.8%） 食欲不振（5.2%） 適用部位の搔痒感 （37%） 適用部位の紅斑 （38%）	めまい（4.7%） 頭痛（2.1%） 便秘（3.1%）

AChE: acetylcholinesterase, nAChR: nicotinic acetylcholine receptor, BuChE: butyrylcholinesterase,
NMDA: N-methyl-D-aspartate

［医薬品インタビューフォームを元に作成］

（2）薬物療法

　認知機能障害の改善を目的とした抗認知症薬と BPSD を改善する薬物に分類される。腎機能や肝機能が低下している高齢者は、過剰反応や有害事象を生じやすい。そのため薬物治療は少量から開始し（small）、薬効を短期間（short）で評価し、服薬方法は簡易（simple）にするという "3S" を意識して行う。

① 抗認知症薬

　現在わが国では、コリンエステラーゼ（AChE）阻害薬は 3 種類、NMDA 受容体拮抗薬は 1 種類が使われている（表 3.4.3）。

② BPSD に対する治療薬

　BPSD が高度の場合は薬物療法を考慮し、ケアプランを立案する。但し、認知症患者への抗精神病薬使用により死亡率が高くなること、転倒や骨折の危険性も高まることから、治療薬の有効性を評価し、常に減薬や中止の可能性を検討する（かかりつけ医のための BPSD に対応する向精神薬ガイドライン第 2 版）。

（3）治療効果のアセスメント

　認知症や BPSD に対する薬物療法開始後は、定期的に患者の状態や介護者による患者の観察内容をチェックし、治療効果の評価が必要である。BPSD の薬物治療の有効性評価尺度としては、Neuropsychiatric Inventory（NPI）（第 2 章 図 2.3.36 参照）などがある。治療効果の評価は、服用 1 ～ 2 週間後からの開始が望ましい。治療開始 3 ～ 6 ヵ月後において有効性が確認

されない場合は、治療を見直す必要がある。

　認知機能障害に伴い日常生活動作（ADL）が損なわれる。生活自立度を評価する場合は、ADL に先立って損なわれる手段的日常生活動作（IADL）の評価を行う。ADL の評価方法として Barthel Index、IADL としては Lawton & Brody が提唱した IADL 尺度法がある（第 2 章　表 2.3.11 参照）。

（4）副作用のチェック

　患者または介護者に問診するとともに、発症しやすい副作用をアセスメントする。副作用の見逃しが、BPSD 症状の悪化につながることがある。

① 抗認知症薬

　ドネペジル、ガランタミン、リバスチグミンなどの AChE 阻害薬は投与後 1 ～ 2 週間に消化器症状の副作用が発現することが多く、下痢や食欲不振の有無を確認する。メマンチンは、便秘を発症しやすいことから、腹部聴診で腸音を確認する。

② BPSD に対する治療薬

　抗精神病薬およびベンゾジアゼピン系抗不安薬では過鎮静、傾眠、低血圧、脱力による転倒、便秘や口渇が起きやすい。高齢者の転倒は ADL や意欲を低下させ、さらに転倒による骨折は、寝たきりの主たる原因となる。その他、視診により、顔の表情や、抗精神病薬の長期服用により生じるアカシジア（錐体外路症候群による静座不能症）、ジスキネジア（口元、手先不随意運動）の有無を観察する。抗精神病薬は、投与量が多いことや使用期間が長いことが副作用のリスクを高めることから、必要最低用量かつ短期間の使用にとどめる（高齢者の安全な薬物療法ガイドライン 2015）。

（5）合併症の管理

　認知症は、サルコペニア（筋肉減少）、更にフレイルを合併しやすい。フレイルは、加齢に伴う予備能力の低下のため、筋力が低下するなど要介護状態に陥りやすい状態である。（第 2 章　図 2.3.45 参照）。認知症患者は非認知症患者と比較して転倒、骨折リスクが高いことが報告されており、サルコペニア、及びフレイルの予防が重要である。また薬物治療の影響により転倒が引き起こされることがあるため、服用薬に転倒を誘発する薬剤が含まれていないか確認する。

　多くの認知症患者で、低栄養が問題となる。低栄養になると、免疫力が低下して感染症を起こしやすくなる。ADL が低下した認知症患者は、褥瘡を起こしやすくなる。低栄養に対しては、栄養状態を評価し、嚥下機能評価と食事形態の検討、食欲低下の原因となる服薬の確認、栄養補助食品や経管栄養などを検討する。

（6）地域の支援体制

　国の施策としては、認知症施策推進 5 か年計画（オレンジプラン、厚生労働省、2012 年）が

策定され、認知症になっても本人の意思を尊重して、できる限り住み慣れた環境で暮らし続けることができる社会の実現を目指した取り組みが行われている。「認知症施策推進大綱」（厚生労働省、2019 年）では、運動不足の改善、糖尿病や高血圧症等の生活習慣病の予防、社会参加による社会的孤立の解消や役割の保持など、認知症への「備え」としての取り組みが促されており、地域での生活を支える機関として地域薬局が担う役割は大きい。地域薬局の薬剤師は、認知症患者の早期発見をするとともに、受診勧奨や地域包括支援センターなどの適切な行政サービスにつなげる（健康サポート薬局研修項目、日本薬剤師会）。

４）症例〜軽度認知障害（MCI）が疑われた患者〜

　軽度認知障害（MCI）が疑われ、認知症への進行の可能性がある患者である。家族の訴えから MCI の可能性が考えられる。早期発見による初期症状への対応の事例である。

（１）患者情報

　【患者】79 歳、女性

　【背景・経緯】

　これまで薬局へは一人で来ていたが、今回は家族の付き添いがあった。その理由を尋ねると、「道に迷って家に帰れなくなり、不安だったので、一緒について来てもらった。」と答えた。患者に服薬状況を確認したところ、「薬はきちんと保管しているのに、家族が勝手に場所を移動させたり、捨てたりするので飲めなかったことが１、２回あった。薬もいわれたように飲んでいるが、多くもらったようで、まだ１週間分以上残っている。今日は数を減らしてほしい。」と要望があった。家族に日頃の様子を尋ねると「自分で違う所に保管したのにそのことを忘れて、捨てられたと勘違いし、家族に当たることがある。探すと、ここに置いていたと言い張った場所とは違うところから薬が出てくる。薬だけでなく、老眼鏡などの身の周りの物も同じようなことが度々起きている。今回は、残っている薬の数が多く、飲み忘れがあったらしい。このようなことは半年ほど前から始まり、最近頻繁に起きるようになった。」と答えた。患者は、運動や趣味などは特に行っておらず、１日の大半を、テレビを見たり寝たりを繰り返して自宅内で過ごしている。気分や体調に日内変動はみられない。また、不眠や食欲不振などもない。既往歴はなく現在整形外科のみを受診しており、３年ほど前から骨粗鬆症治療薬、鎮痛薬、便秘薬の処方を受けている。応対した薬剤師は MCI を疑い、改訂長谷川式簡易知能評価スケールを患者に実施した。

　【主訴】記憶力の低下

　【家族歴】認知症の家族歴なし

　【家族構成】息子、息子の妻、孫との４人暮らし

　【既往歴】なし

　【現病歴】骨粗鬆症、腰痛、便秘症

　【アレルギー歴・副作用歴】なし

【OTC・健康食品】なし

【処方情報】

　　リセドロン酸ナトリウム錠（17.5 mg）　1 回 1 錠　　　1 日 1 回起床時　1 週間に 1 回　水曜日

　　ケトプロフェンテープ（40 mg）　　　　1 日 1 回　　　1 回 1 枚　　　　　腰に貼付

　　酸化マグネシウム錠（330 mg）　　　　1 回 1 錠　　　1 日 1 回夕食後

【コンプライアンス】不良

【改訂長谷川式簡易知能評価スケール】17 点

（2）問題リスト

　　この患者の問題点として「＃ 1：認知機能が低下している」をとりあげる。

（3）SOAP チャート

　　＃ 1：認知機能が低下している。

S　Subjective data（主観的情報）

・　記憶力の低下

・　道に迷って家に帰れなくなったことがあり、患者は 1 人での外出に不安を感じている。

・　患者は薬や身の回りのものを保管した場所や片づけた場所を度々忘れており、家族が勝手に捨てていると思っている。

・　上記の生活上の変化は、半年ほど前から始まり、最近頻繁に起きるようになった。

・　不眠、食欲不振はなく、気分や体調の日内変動もなし。

O　Objective data（客観的情報）

【患者】79 歳、女性

【現病歴】骨粗鬆症、腰痛

【処方情報】リセドロン酸ナトリウム錠（17.5 mg），ケトプロフェンテープ（40 mg）

【コンプライアンス】不良

【認知機能低下を誘発しやすい薬剤】服用なし

【改訂長谷川式簡易知能評価スケール】17 点

A　Assessment（評価）

MCI の疑いがある。

【症状】⇒　軽度の記憶障害が疑われる。記憶力が低下し、症状は最近半年で日常生活に支障

が生じる程度まで進行しており、加齢に伴う正常な認知機能低下の程度を明らかに越えている。

- 道に迷って家に帰れなくなったことがあり、患者は1人での外出に不安を感じている。
  →記憶力の低下
- 上記のような生活上の変化は、半年ほど前から始まり、最近頻繁に起きるようになった。
  →記憶力の低下は進行している

【改訂長谷川式簡易知能評価スケール】17点 ⇒ 「認知症の疑いがある」とみなされ、MCIを疑う点数である。

【認知機能低下を誘発しやすい薬剤】服用なし⇒ 服用薬は認知機能低下の原因ではない

【類似症候との識別】⇒ 脳血管性認知症、せん妄、うつ病の可能性は低い。

- 脳血管疾患の既往歴なし 　　　→脳血管性認知症の可能性は低い。
- 半年前から始まり緩徐に進行 　→せん妄ではない。
- 不眠、食欲不振なし 　　　　　→うつ病の可能性は低い。
- 気分や体調の日内変動なし 　　→せん妄、うつ病の可能性は低い。
- 患者は薬や身の回りのものを保管した場所や片づけた場所を度々忘れており、家族が勝手に捨てていると思っている（物盗られ妄想がある）→せん妄、うつ病の可能性は低い。

【コンプライアンス】不良⇒ 記憶力の低下が飲み忘れに影響している可能性あり。

P　Plan（計画）

　MCIの疑いがあるため受診勧奨を行い、地域包括支援センターなどに繋げて支援する。骨粗鬆症の治療中の患者であることから、転倒、骨折の予防と服用薬のコンプライアンスの向上を図る。

1．MCIの疑いがあるため、専門医への受診を勧める。
2．MCI患者を支える公的サービスの情報を伝える。
3．転倒リスクの高い状態であることを患者と家族に説明し、転倒予防の対策（例：電気コードや段差等の生活空間内にある転倒リスク環境の撤去や改善等）を勧める。
4．薬のカレンダーなどによる薬の飲み忘れを防ぐ工夫を提案する。
5．家族に服薬支援を依頼する。

5．骨粗鬆症

　我が国においては、人口の急速な高齢化に伴い骨粗鬆症患者が増加しており、近年のコホート研究（2009 年）では 1,280 万人（男性 300 万人、女性 980 万人）の骨粗鬆症患者がいると推計されている。骨粗鬆症患者においては、転倒や骨折により、要支援、要介護につながる危険性が高い。

　WHO（世界保健機関）では「骨粗鬆症は、低骨量と骨組織の微細構造の異常を特徴とし、骨の脆弱性が増大し、骨折の危険性が増大する疾患である」と定義している。我が国の定義は骨強度に影響する骨密度以外の多様な骨折危険因子も踏まえて、「骨強度の低下を特徴とし、骨折のリスクが増大しやすくなる骨格疾患」としている。骨粗鬆症は骨折するまで自覚症状がなく気付きにくい疾患であるため、薬局の薬剤師は地域住民への骨粗鬆症の予防や早期発見の支援を担うことが期待される。

1）病態と診断基準

（1）病態

　骨粗鬆症は骨密度の低下と骨質の劣化により、骨強度が低下する疾患である。古い骨は破骨細胞に吸収され（骨吸収）、骨芽細胞が作る新しい骨で補充（骨形成）される。この骨の新陳代謝機構を骨リモデリングと呼ぶ。骨吸収が数週間で終了するのに対して骨形成期は数ヵ月にわたるため、骨リモデリングが亢進すると石灰化が不十分となり、骨強度は低下する。骨強度は骨密度と骨質の２つの要因からなる。骨密度は、骨の単位面積当たりの骨塩量（骨を構成するカルシウムなどミネラル成分の量）で算出される。骨強度のほぼ 70% に骨密度が関与し、残りの 30% は骨の微細構造、骨代謝回転、微小骨折、骨組織の石灰化などの要因が影響する骨質が関与する。

① 骨強度低下の要因

　骨密度と骨質のどちらか一方が低下すると、骨強度は低下し、骨折リスクは高まる。加齢や閉経後のエストロゲン欠乏は、骨吸収が骨形成を上回ることにより骨密度の低下を引き起こし、骨の微細構造が破綻する結果、骨強度を低下させる。さらに生活習慣病の罹患が加わると酸化ストレスが増大し、骨吸収が亢進し、骨質の劣化が助長される。またビタミン D やビタミン K の不足も骨質の劣化の要因となる。

② 骨粗鬆症の症状

　骨粗鬆症は、骨折がなければ無症状であることが多く、骨折を伴う骨粗鬆症の主な症状は、脆弱性骨折による疼痛と骨折後の変形および機能障害である。骨粗鬆症が原因となる脆弱性骨折は、脊椎（椎体）、大腿骨近位部（頸部・転子部）、橈骨遠位部、上腕骨近位部のほか、骨盤（恥骨、坐骨）、仙骨、肋骨に多く発生する（図 3.5.1）。これらのうち最も発生率が高いのが椎体圧迫骨折であり、大腿骨近位部骨折がそれに次ぐ。椎体圧迫骨折の好発部位は胸腰椎であるが（図 3.5.1）、無

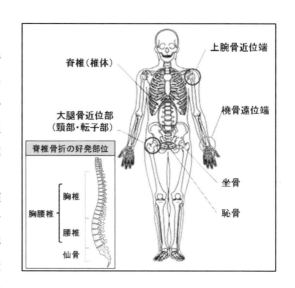

図 3.5.1. 骨折の好発部位

症状であることもあり気がつきにくい。椎体骨折では円背・亀背および身長低下を生じることがあり、2 cm 以上の身長低下は椎体骨折の存在が疑われる。また胸腰椎の椎体骨折が多発した場合、腹部膨満感や逆流性食道炎、食道裂孔ヘルニア、誤嚥性肺炎などを併発することがある。大腿骨近位部、前腕骨などの脆弱性骨折による疼痛と運動機能障害は、要支援、要介護につながる危険性が高い。

(2) 診断基準

　骨粗鬆症の診断は、腰背部痛などの有症者、検診の要精検者などを対象に、原発性骨粗鬆症の診断手順に従って行う。わが国の原発性骨粗鬆症は骨密度測定値と脆弱性骨折の有無を合わせて診断する。脆弱性骨折がない場合は骨密度が若年成人平均値（Young Adult Mean：YAM）の 70%以下または-2.5SD 以下で骨粗鬆症と診断され、薬物治療の対象になる。一方、椎体骨折または大腿骨近位部骨折がある場合は骨密度の結果を問わず骨粗鬆症と診断される。その他、肋骨、骨盤、上腕骨近位部、橈骨遠位端、下腿骨に脆弱性骨折がある場合は、骨密度が YAM の 80%未満の時に骨粗鬆症と診断され薬物治療の対象となる。

① 骨評価

　骨粗鬆症による骨折の危険性の判定には DXA（dual energy X-ray absorptiometry）による骨密度測定が最も鋭敏な指標である。通常、腰椎と大腿骨近位部の両方を測定し、低値の方を診断に使用する。高齢者において脊柱変形がある場合には、大腿骨近位部骨密度を採用する。

　人間ドックや検診現場では骨粗鬆症のスクリーニングとして、QUS（quantitative ultrasound）法が汎用されているが、QUS は原発性骨粗鬆症の確定診断には使用されない。QUS 法は定量的超音波測定法であり、超音波の骨内の伝播速度（speed of sound：SOS）を計測することにより骨量を評価する方法である。

② 骨代謝マーカー

　骨代謝マーカーの測定は、骨粗鬆症における治療薬の選択と治療効果の評価に有用である。原発性骨粗鬆症の骨代謝マーカーには骨形成マーカーとして血中骨型アルカリホスファターゼ（BAP）、血中Ｉ型プロコラーゲン-N-プロペプチド（PINP）などがあり、骨吸収マーカーとしては血中または尿中Ｉ型コラーゲン架橋 N 末端テロペプチド（NTx）、尿中デオキシピリジノリン（DPD）、血中酒石酸抵抗性酸性ホスファターゼ（TRACP-5b）などがある。

２）フィジカルアセスメントのポイント

　骨粗鬆症患者においては、転倒と骨折により要支援、要介護につながる危険を予防することが重要である。薬局の薬剤師は、転倒に関連する危険因子である全身衰弱、麻痺、筋力低下、視力低下などをフィジカルアセスメントし、患者の転倒予防を図る。

３）健康サポートと治療

　骨粗鬆症には、加齢、性、家族歴などの除去できない危険因子と、運動不足、偏った食事の摂取など回避可能な危険因子がある。骨粗鬆症の予防には、回避可能な危険因子を早期に除去することが必要である。若年期は骨量が増加する時期であり、偏りなく十分な食事を摂取し、適度な運動を行うことが重要である（一次予防）。中年期では、骨粗鬆症およびその予備群を発見するために骨粗鬆症検診を勧奨し（二次予防）、予備群には食事や運動について指導し、骨量の低下を予防する。閉経後の女性や高齢の男性が骨粗鬆症と診断された場合には、転倒と骨折の予防や栄養改善の指導を行い、薬物治療が開始される（三次予防）。

　骨粗鬆症の薬物治療における服薬状況は、治療開始後１年で 45.2%が処方通りの服薬ができず、５年以内に 25.1%が脱落してしまうとされる。服薬遵守が不良な要因としては、骨密度の結果を理解していないことなどが挙げられる（表 3.5.1）。薬剤師は、患者の服薬遵守を良好に

表 3.5.1　骨粗鬆症治療薬の服薬遵守に影響を与える要因

服薬遵守良好に関連する要因	服薬遵守不良に関連する要因
新規骨折の発生	痛みの存在
既存椎体骨折	副作用
定期的な運動の習慣	骨密度を測定していないこと
早期閉経	骨密度の結果を理解していないこと
骨粗鬆症の家族歴	睡眠導入薬の使用
服薬を継続する意思	胃腸障害に対する服薬
骨密度や骨代謝マーカーの測定と結果の説明	ビスホスホネート薬では連日服用が週１回服用よりも劣る
女性	
合併症が少ないこと	制酸薬の投与
非経口薬への変更	喫煙
鎮痛薬の使用	
ステロイド薬の使用	

［出典：骨粗鬆症の予防と治療ガイドライン作成委員会（2015）骨粗鬆症の予防と治療ガイドライン、日本骨粗鬆症学会・日本骨代謝学会・骨粗鬆症財団、p85］

表 3.5.2　骨粗鬆症治療薬一覧（1）

分類	投与		薬品名
	内服薬	注射薬	
ビスホスホネート製剤	錠剤	なし	エチドロン酸二ナトリウム
	錠剤・ゼリー製剤	点滴静注	アレンドロン酸ナトリウム
	錠剤	なし	リセドロン酸ナトリウム
	錠剤	なし	ミノドロン酸
	錠剤	静注	イバンドロン酸ナトリウム
カルシウム補給剤	錠剤	なし	L-アスパラギン酸カルシウム
	錠剤・散剤	なし	リン酸水素カルシウム
ビタミンD製剤	錠剤・散剤・カプセル剤	なし	アルファカルシドール
	錠剤・カプセル剤	なし	カルシトリオール
	錠剤・カプセル剤	なし	エルデカルシトール
副甲状腺ホルモン製剤	なし	皮下注	テリパラチド（遺伝子組換え）
	なし	静注	テリパラチド酢酸塩
ビタミンK製剤	カプセル剤	なし	メナテトレノン
抗 RANKL　モノクローナル抗体	なし	皮下注	デノスマブ（遺伝子組換え）
抗スクレロスチン　モノクローナル抗体	なし	皮下注	ロモソズマブ（遺伝子組換え）
選択的エストロゲン受容体　モジュレーター（SERM）	錠剤	なし	ラロキシフェン塩酸塩
	錠剤	なし	バゼドキシフェン酢酸塩
カルシトニン製剤	なし	筋注	エルカトニン
その他	錠剤	なし	イプリフラボン
補助薬剤（Ca,VD3,Mg 配合剤：デノタス®チュアブル配合錠）	錠剤	なし	

維持するため、骨密度や骨代謝マーカーの測定結果の理解を図り、治療意欲を高めることを心掛ける（表 3.5.1）。

表 3.5.2　骨粗鬆症治療薬一覧 (2)

分類	特徴	注意
ビスホスホネート製剤	1) 骨折予防のエビデンスが豊富 2) ステロイド性骨粗鬆症の第 1 選択薬 3) VD 製剤との併用が有効 4) Ca 剤の適宜投与	1) 顎骨壊死に注意 2) 長期使用時は大腿骨非定型骨折に注意 3) 低 Ca 血症に注意 4) 服用時の姿勢等に注意
カルシウム補給剤	1) Ca 接収不足例に適応 2) VD 製剤の併用が効果的	禁忌:高 Ca 血症、腎結石、重篤な腎不全
ビタミンD製剤	1) ビタミンではなくホルモンとしての考え方 2) 腸管からの Ca・P の吸収促進と PTH 分泌抑制 3) ビスホスホネート製剤との併用が有効 4) 随時尿中 Ca／Cr＜0.3 を維持	血清 Ca 濃度により投与量調節
副甲状腺ホルモン製剤	1) 強力な骨形成促進作用と骨量増加作用 2) 骨折危険性の高い骨粗鬆症に適応 3) 生涯投与 24 ヵ月まで 4) 投与終了後の治療法については未確立	1) ビスホスホネート製剤同時併用不可 2) Ca および VD 製剤併用注意（高 Ca 血症）
ビタミンK製剤	低カルボキシル化オステオカルシン高値例に有効性	併用禁忌：ワーファリン
抗 RANKL 　モノクローナル抗体	1) 重篤な低 Ca 血症の報告あり 2) VD 剤、Ca 剤の適宜投与	禁忌:低 Ca 血症顎骨壊死に注意
抗スクレロスチン 　モノクローナル抗体	1) 骨形成促進、骨吸収抑制 2) 骨折危険性の高い骨粗鬆症に適応 3) VD 剤、Ca 剤の適宜投与 4) 12 ヵ月投与後は他剤で治療継続	禁忌：低 Ca 血症警告 心血管系事象 顎骨壊死に注意
選択的エストロゲン受容体 　モジュレーター（SERM）	1) 閉経後骨粗鬆症 2) 既存骨折例では第 1 選択薬 3) 非椎体骨折予防効果は不十分 4) VD 剤、Ca 剤の適宜投与	禁忌：深部静脈血栓症
カルシトニン製剤	1) 破骨細胞への直接作用により吸収抑制 2) 骨粗鬆症における疼痛に適応 3) 連用により効果減弱	ビスホスホネート系薬剤との併用で急激な血清カルシウム値の低下に注意
その他	エビデンスに乏しく使用頻度は低い	
補助薬剤 　（Ca,VD3,Mg 配合剤：デノタス®チュアブル配合錠）	RANKL 阻害剤投与時の低 Ca 血症の予防・治療	禁忌：高 Ca 血症の予防・治療

（1）治療

　骨量減少と骨粗鬆症性骨折の可能性の
高い症例（既存骨折、著明な骨密度の低下、
FRAX®値での高リスク）には骨折予防を
目的とした薬物治療が適用される。

 FRAX®計算ツール

https://www.sheffield.ac.uk/FRAX/tool.aspx?lang=jp

FRAX®の計算結果（以下の URL と QR コードを参照）は、既存骨折がなく、骨密度が YAM の
70%より大きく 80%未満の場合に薬物治療開始の参考情報となる。なお FRAX®は、無症状の
潜在的な骨折高リスク者のスクリーニング方法としても用いられる。

　骨折予防においては、生活機能や QOL の悪化を引き起こす大腿部近位部骨折と椎体骨折の
予防が特に重要である。骨粗鬆症治療は、薬物治療が中心であるが、栄養や運動などの生活習
慣の改善、転倒を回避する生活環境の改善への支援が必要である。

① 治療薬剤

　患者の骨量減少機序として、骨吸収亢進型と骨形成低下型の違いによって治療薬剤が選択さ
れる。例えば、閉経後早期での骨吸収亢進に対しては、長期間にわたって投薬が継続されるこ
とを考慮して選択的エストロゲン受容体モジュレーター（selective estrogen receptor
modulator：SERM）を第一選択薬とし、また負のカルシウムバランスが骨吸収亢進に関与して
いる症例ではカルシウムバランスの正常化を考え、活性型ビタミン D 誘導体の投与が考慮され
る。長期にわたる骨吸収亢進で大腿骨近位部骨折リスクを有する患者に対しては、骨折を抑制
するビスホスホネート薬などの投与が行われる（表 3.5.2）。ビスホスホネート製剤の服薬遵守
率が 80%未満であった場合、骨折抑制の効果の低下が報告されており、コンプライアンスの維
持が重要である。そのため週 1 回製剤のビスホスホネート製剤の飲み忘れが多い場合、月 1 回
製剤への変更や、錠剤の飲み込みが困難な患者に対してはゼリー製剤や注射製剤への変更を提
案する。また顎骨壊死を避けるため、歯科治療中の患者には歯科医にビスホスホネート製剤を
服用していることを伝えることを指導する。

　効果判定は治療効果フローチャート（図 3.5.2）に従って行う。

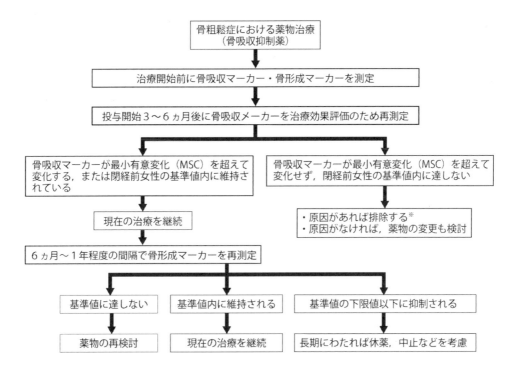

骨粗鬆症における薬物治療
（骨吸収抑制薬）

↓

治療開始前に骨吸収マーカー・骨形成マーカーを測定

↓

投与開始3〜6ヵ月後に骨吸収メーカーを治療効果評価のため再測定

骨吸収マーカーが最小有意変化（MSC）を超えて変化する，または閉経前女性の基準値内に維持されている	骨吸収マーカーが最小有意変化（MSC）を超えて変化せず，閉経前女性の基準値内に達しない
↓	↓
現在の治療を継続	・原因があれば排除する※ ・原因がなければ，薬物の変更も検討

6ヵ月〜1年程度の間隔で骨形成マーカーを再測定

基準値に達しない	基準値内に維持される	基準値の下限値以下に抑制される
↓	↓	↓
薬物の再検討	現在の治療を継続	長期にわたれば休薬，中止などを考慮

図3.5.2　骨粗鬆症治療効果判定フローチャート　　　※表3.5.3を参照

［出典：骨粗鬆症の予防と治療ガイドライン作成委員会（2015）骨粗鬆症の予防と治療ガイドライン、日本骨粗鬆症学会・日本骨代謝学会・骨粗鬆症財団、p71］

（2）ロコモティブシンドロームとフレイルのリスク因子となる骨粗鬆症

ロコモティブシンドローム（ロコモ）は、運動器の障害のために、身体の移動機能が低下した状態、いわゆる歩行障害の状態であり、骨粗鬆症はロコモの三大原因疾患の1つである。フレイルとは、健康と要介護の間の虚弱状態であるが、「運動面」、「栄養（食・口腔機能）面」、「社会参加面」などの生活習慣の見直しにより、再び健常な状態への回復が可能な状態をいう。骨粗鬆症はフレイルの根底にあるとされるサルコペニア（筋肉減少）の発症の主要な危険因子として、日常生活での活動量を減少させ、サルコペニアに至るリスクを高める。

表3.5.3　薬物治療で骨代謝マーカーが有意な変化を示さないときの考えられる原因

1. 測定の変動，検体採取に関連した原因
   - 治療開始時と測定時刻が異なっている
   - 長期にわたる測定のための誤差（季節変動，患者の状態の変化など）
   - 測定間隔が短すぎた
   - 測定を依頼した検査センターが変更になった
2. 不十分な服薬状況
   - 食事とのタイミング（ビスホスホネート）
   - 服薬に対する不良なコンプライアンス
3. 続発性骨粗鬆症を惹起する他の疾患の合併
4. 最近発生した骨折が存在する

［出典：骨粗鬆症の予防と治療ガイドライン作成委員会（2015）骨粗鬆症の予防と治療ガイドライン、日本骨粗鬆症学会・日本骨代謝学会・骨粗鬆症財団、p71］

骨粗鬆症の治療患者に対し、ロコモやフレイルの簡易スクリーニング（第2章 p.53参照）を行い要介護予防の支援につなげることが大切である。

（3）地域の支援体制

① 骨粗鬆症検診

　早期に骨量減少者を発見し、骨粗鬆症を予防することを目的として、健康増進法に基づき市町村が実施する事業である。地域在住の 40 歳から 70 歳の女性を対象とし、5 歳ごとに実施される。検診では、運動習慣や食生活などの問診と、DXA や QUS による骨量測定が行われる。骨量の測定結果は「異常なし」、「要指導」および「要精密検査」に区分され、結果に応じて、食生活や運動習慣など生活習慣の改善に関する保健事業（保健師による指導など）や受診勧奨が行われる。

② 骨粗鬆症患者に対する公的援助

　「骨折を伴う骨粗鬆症」は、介護保険法の「特定疾病」に指定されており、40 歳以上から介護保険サービスを受けることが可能である。

③ 　包括的診療支援システム

　地域住民に対して検診から保険診療、介護まできめ細かに支援する体制としては、日本骨粗鬆症学会が提唱した骨粗鬆症の啓発・予防・診断・治療のための包括的診療支援システムである「骨粗鬆症リエゾンサービス（Osteoporosis Liaison Service：OLS)」がある。OLS の目的は、最初の脆弱性骨折の予防（一次予防）、最初の脆弱性骨折への対応および新たな骨折の予防（二次予防）である。医療機関や介護施設の状況にあわせて多職種で協働し、地域住民を支援する。OLS を利用した地域住民に対する保険薬局の取り組みとしては、骨粗鬆症の一次スクリーニング（FRAX®）を活用した地域住民への骨粗鬆症の予防や、早期発見と受診勧奨、ビスホスホネート製剤の服用継続の支援などの事例がある（日本骨粗鬆症学会）。

4）症例～歩行に対して不安を感じている骨粗鬆症の患者～

　骨折入院した、骨粗鬆症治療を受けている患者で、退院後に転倒・骨折への不安感から著しく日常生活が不活発となり、要介護状態への進行予防を支援した事例である。

（1）患者情報

【患者】81 歳、女性

【背景・経緯】

　6 年前に骨粗鬆症と診断され加療中である。5 年前に左大腿骨頸部を骨折した治療歴がある。2 ヵ月前に玄関で転倒し、右大腿骨頸部骨折で入院し手術を受けた。1 ヵ月前に退院し、自宅で療養中である。息子は仕事が忙しく、夫も高齢で歩行の補助や見守りができないため、近所への買物は自分で行けるように回復したいと思っている。しかし、自宅内を歩行する時、少しの段差で躓くことがある。再度転倒して骨折することが心配で一人で外出できない。トイレの立ち上がり、浴槽の出入りは、一人でできるが時間を要する。骨粗鬆症の予防を意識したカルシウムやビタミン D を積極的に摂るなどの食習慣の改善は行っていない。現在、介護サービス

は申請していない。今回、退院して初めての受診で、息子に付き添われて来局した。息子からの聞き取りより、患者に認知機能の低下を疑う言動はなし。転倒・骨折したことが原因で日常生活が不活発な様子であったことから、ロコモの状態を問診と観察で推察し、フレイルのスクリーニングを薬局で実施した。

【主訴】歩行に対する不安

【家族】夫と息子と3人暮らし

【既往歴】左大腿骨頸部骨折

【アレルギー歴・副作用歴】なし

【OTC・健康食品】なし

【病識・コンプライアンス】良好

【体型】身長148 cm、体重53 kg、BMI 24.2

【身体所見】椅子からの立ち上がりは、支えを必要とし、時間を要した。歩行時に、ややふらつきあり。

【測定値】YAM 58%

【フレイルのスクリーニング】握力：11.9 kg、指輪っかテスト：隙間ができる、イレブン・チェック：赤信号判定（食習慣判定1点、生活習慣判定3点）（第2章参照）

【処方情報】

　アレンドロネート錠 35 mg　1回1錠　1日1回起床時　1週間に1回 水曜日

　ロキソプロフェンナトリウムパップ 100 mg　1日1回　1回1枚　膝に貼付

【その他】認知機能低下なし。

(2) 問題リスト

　この患者の問題点として「＃1：歩行に対する不安」をとりあげる。

(3) SOAP チャート

＃1：歩行に対する不安

S　Subjective data（主観的情報）

・　トイレの立ち上がり、浴槽の出入りは、一人でできるが時間を要する。

・　自宅内を歩行する時、少しの段差で躓くことがある。

・　再度転倒して骨折することが心配で、一人で外出できない。

O　Objective data（客観的情報）

【患者】81歳、女性

【身体所見】椅子からの立ち上がりは、支えを必要とし、時間を要した。歩行時に、ややふらつきあり。

【フレイルのスクリーニング】握力：11.9 kg、指輪っかテスト：隙間ができる、イレブン・チェック：赤信号判定（食習慣判定1点、生活習慣判定3点）

A Assessment（評価）

転倒・骨折により入院したことで歩行に強い不安を感じ、退院後の身体活動量が十分でなく、骨粗鬆症とサルコペニアの併発によりロコモとなり、フレイル状態になっている可能性が高い。

【患者】81歳、女性 ⇒ロコモのリスク因子

【日常の身体活動・食習慣】⇒ロコモのリスクあり

- 再度転倒して骨折することに恐れを感じ、一人で外出していない。
- カルシウムやビタミンDを積極的に摂るなどの、骨粗鬆症の予防を意識した食習慣はない。

【薬局内での問診と身体所見】⇒ロコモが疑われる。

ロコモ25（第2章 p.54）の推計値は、計18点（ロコモ度2以上、受診勧奨の対象）

【フレイルのスクリーニング】⇒転倒・骨折への不安から、歩行などの身体活動量が低下し、フレイルが疑われる。

- 握力 11.9 kg →80代女性の平均 16.1～17.0 kg に対してかなり低く、サルコペニアが疑われる。
- 指輪っかテスト 隙間ができる →サルコペニアが疑われる。
- イレブン・チェック：赤信号判定（食習慣判定1点、生活習慣判定3点）

P Plan（計画）

歩行への不安感を軽減し、身体活動量を増やすことで、要介護者にならないことを目標に、主治医や地域包括支援センターと協働して支援する。

1. 蛋白質、カルシウムやビタミンDの摂取目安量が掲載されている冊子を渡し食事を指導する。
2. ロコモ予防運動であるロコモーショントレーニング（ロコトレ：日本整形外科学会提唱 https://locomo-joa.jp/）の「片脚立ち」と「スクワット」の方法を紹介する。
3. 主治医にフレイルが疑われることを報告し、介護認定のための診察を提案する。
4. 地域包括支援センターを紹介し、リハビリ環境の整ったデイサービス等通所リハビリ（厚生労働省、介護事業所・生活関連情報検索：https://www.kaigokensaku.mhlw.go.jp/publish/）などの公的支援につなげる。
5. 転倒予防のための住宅改修などの公的補助を受けられることを紹介する。

6．がん疼痛緩和

1）がん疼痛の定義と診断

　がん疼痛（がん性疼痛）には、がんによる痛み（がんの浸潤や転移に伴う痛み）、がん治療による痛み（手術療法、化学療法、放射線治療など抗がん治療に関連する痛み）、がん治療と無関係の痛み（基礎疾患や廃用・老化に関連するもの、慢性痛など）がある。また、痛みの性質による分類では侵害受容性疼痛（体性痛・内臓痛）と神経障害疼痛に分けられ、がん患者における頻度としては、体性痛（71%）、神経障害疼痛（39%）、内臓痛（34%）と報告されているが、これらの病態は混在していることが多い。

　がん疼痛の発症頻度は、初診時点で20〜50％であり、進行がん・末期がんでは70〜80％の患者に存在する。痛みを訴えるがん患者の約80％は、身体の2カ所以上に痛みがある。患者の痛みの約60％は複数の原因によるものである。がん疼痛緩和の基本方針は、速やかな治療の開始、十分な副作用対策、患者が満足できる痛みからの解放である。がん疼痛は、「がん患者の体験する痛み」であり、がんの早期から終末期に至るまでの患者の痛みの全てが対象である。

2）痛みの包括的評価

　痛みの評価は、1．日常生活への影響、2．痛みのパターン、3．痛みの強さ、4．痛みの部位、5．痛みの性状、6．痛みの増悪因子・軽快因子、7．治療の反応等により行う。痛みの評価シートの一例を図 3.6.1 に示す。痛みの評価シートを連続的に評価することによって、痛みの経過を把握することも重要である。

痛みの評価シート

氏名 ＿＿＿＿＿＿＿＿＿　ID ＿＿＿＿＿＿＿＿＿

記入日　　年　　月　　日　　記入者　（　　　　　　　　　）

○ 日常生活への影響

0：症状なし	1：現在の治療に満足している	2：時に悪い日もあり日常生活に支障を来す	3：しばしばひどい痛みがあり日常生活に著しく支障を来す	4：ひどい痛みが常にある

○ 痛みのパターン

1. ほとんど痛みがない
2. 普段はほとんど痛みがないが，1日に何回か強い痛みがある
3. 普段から強い痛みがあり，1日の間に強くなったり弱くなったりする
4. 強い痛みが1日中続く

○ 痛みの強さ

全くなかった　←————————————→　これ以上考えられないほどひどかった

痛み（一番強い時）	0	1	2	3	4	5	6	7	8	9	10
痛み（一番弱い時）	0	1	2	3	4	5	6	7	8	9	10
痛み（1日の平均）	0	1	2	3	4	5	6	7	8	9	10

○ 痛みの部位

○ 痛みの性状

鈍い	重苦しい
鋭い	うずくような
灼けるような	ビーンと走るような
刺されたような or 刺すような	

○ 増悪因子

1. 夜間
2. 体動
3. 食事（前・後）
4. 排尿・排便
5. 不安・抑うつ
6. その他
（　　　　　　　　）

○ 軽快因子

1. 安静
2. 保温
3. 冷却
4. マッサージ
5. その他
（　　　　　　）

○ 治療の反応

● 定期薬剤
　1. なし
　　あり————　2. オピオイド　（　　　　　）
　　　　　　　　3. 非オピオイド（　　　　　）
　　　　　　　　4. 鎮痛補助薬　（　　　　　）

　○副作用
　・眠気　　　　1. なし
　　　　　　　　2. あり（不快ではない）
　　　　　　　　3. あり（不快である）
　・見当識障害　1. なし　2. あり
　・便秘　　　　1. なし　2. あり（硬・普通・軟）
　・悪心　　　　1. なし
　　　　　　　　2. あり（経口摂取可能）
　　　　　　　　3. あり（経口摂取不可能）

● レスキュー薬
　使用薬剤と量　（　　　　　　　　　　　）

　○使用回数と効果　（　　　　　　　）回/日
　　使用前NRS（　　　）→ 使用後（　　　）
　　1. 完全によくなった　　2. だいたいよくなった
　　3. 少しよくなった　　　4. 変わらない

　○副作用
　・眠気　　　　1. なし
　　　　　　　　2. あり（不快ではない）
　　　　　　　　3. あり（不快である）
　・悪心　　　　1. なし
　　　　　　　　2. あり（経口摂取可能）
　　　　　　　　3. あり（経口摂取不可能）

図 3.6.1　痛みの評価シートの1例

［出典：日本緩和医療学会編（2014）がん疼痛の薬物療法に関するガイドライン 2014 年版、金原出版、p36（一部改変）］

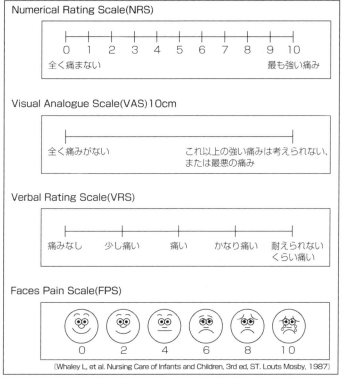

図 3.6.2　痛みの強さの評価法

(1) 日常生活への影響

痛みにより日常生活にどの程度支障をきたしているかを評価する。

(2) 痛みのパターン

痛みのパターンは、1 日のうち 12 時間以上続く持続痛と、一過性の痛みの増悪である突出痛がある。痛みのパターンを知ることは治療方針の決定に役立つ。

(3) 痛みの強さ

痛みの強さは主観的評価が基本となる。治療効果判定に必要になるため初診時に適切に評価しておくことが重要である。痛みの強さは、一番強い時の痛み、一番弱い時の痛み、1 日の平均の痛みをそれぞれ数値化して評価するとよい。Numerical Rating Scale（NRS）は、痛みが全くない場合を 0、最大の痛みを 10 として、痛みを 0 から 10 の 11 段階に分け、痛みを数値化したものであり、もっとも汎用されている評価方法である。その他、Visual Analogue Scale（VAS）、Verbal Rating Scale（VRS）、Faces Pain Scale（FPS）などがある（図 3.6.2）。

(4) 痛みの部位・範囲

痛みの部位・範囲は、その原因を考えるうえで最も有用な情報源となりうる。患者は最も痛

い疼痛部位のみを申告していることがあるので、他にも痛い場所がないか確認する。

（5）痛みの性状

痛みの性状は病態を同定する有用な情報となる。体性痛では「ズキズキする」「鋭い」など、内臓痛では「鈍い」「重い」「押されるような」など、神経障害性疼痛では「ビリビリ」「ジンジン」「電気の走るような」などと表現されることがある。

（6）痛みの増悪因子と軽快因子

痛みが強くなる、または和らぐ要因について質問する。これらを把握し、増悪する要因を避ける、予防的に予防薬を使用する、軽快する方法を検討する。

（7）現在行っている治療への反応、副作用

現在行っている痛みの治療の効果を評価する。持続痛の強度、突出痛の頻度と強度、レスキュー薬の使用回数と効果について評価する。オピオイドを用いていれば、主たる副作用について確認する。

３）治療と管理

（1）管理目標

痛みのマネジメントで大切なことは、現実的かつ段階的な目標設定をすることである。第一の目標は、痛みに妨げられずに夜間の睡眠時間が確保できること、第二の目標は、日中の安静時に痛みがない状態で過ごせること、第三の目標は、起立時や体動時の痛みが消失することである。

（2）薬物療法

WHO 方式がん疼痛治療法とは、非オピオイド鎮痛薬・オピオイドの使用に加え、鎮痛補助薬（末梢神経鎮痛薬や抗けいれん薬、抗うつ薬の一部）、副作用対策、心理社会的支援などを包括的に用いた鎮痛法である。なお、WHO 方式がん疼痛治療法における「鎮痛薬の使用法」は、

表 3.6.1　鎮痛薬使用の 4 原則

● 経口的に（by mouth）
● 時刻を決めて規則正しく（by the clock）
● 患者ごとの個別的な量で（for the individual）
● その上で細かい配慮を（with attention to detail）

［出典：WHO Guidelines for the pharmacological and radiotherapeutic management of cancer pain in adults and adolescents：
https://apps.who.int/iris/bitstream/handle/10665/279700/9789241550390-eng.pdf （2022.9.27 アクセス）］

治療にあたって守るべき「鎮痛薬使用の4原則」（表 3.6.1）により構成されている。鎮痛薬に抵抗性の痛みには、神経ブロックなどの鎮痛法も検討すべきである。あるオピオイドから他のオピオイドへの切り替えにより鎮痛効果の改善や、副作用の軽減を図ることをオピオイドスイッチングという。以下にがん疼痛に用いられる鎮痛薬を示す。

・　非オピオイド鎮痛薬……弱い痛みに用いる（NSAIDs、アセトアミノフェン）。
・　強オピオイド……中程度から強い痛みに用いる（モルヒネ、ヒドロモルフォン、オキシコドン、フェンタニル）。

（3）副作用のチェック
① オピオイド
　オピオイドによる副作用の代表的なものに、嘔気・嘔吐、便秘、眠気、せん妄などがある。投与初期に好発し、症状が短期で減退する場合もあるが、症状が継続する場合は、それぞれの症状を緩和する薬物による対処を行う。
　嘔気・嘔吐に対しては、第一選択としてドパミン受容体拮抗薬、消化管蠕動亢進薬、または抗ヒスタミン薬が用いられ、第二選択として、非定型抗精神病薬、フェノチアジン系抗精神病薬、またはセロトニン拮抗薬が用いられる。
　便秘に対しては、浸透圧下剤や大腸刺激性下剤と単独あるいは組み合わせて使用するが、原因となる薬剤や病態に注意を払う必要がある。
　眠気は、オピオイド開始あるいは増量時に見られることが多いが、数日間で耐性ができやすく、経過を観察することも重要である。患者にとって眠気が苦痛となっている場合は、オピオイドスイッチングや鎮痛補助薬の調整によってオピオイドを減量することも考慮する。
　せん妄は、原因の可能性が多岐にわたるため、せん妄とオピオイドの関連を確認し、可能であれば、代替法による減量などの処置をする。
② 非ステロイド性消炎鎮痛薬（NSAIDs）
　NSAIDs による副作用の代表的なものに、上部消化管障害がある。胃潰瘍の予防薬として、プロトンポンプ阻害薬、H_2 受容体拮抗薬などが使用されている。また、腎機能障害や肝機能障害がみられることもあるため、十分な注意を要する。

４）症例〜在宅療養中の大腸がん末期患者〜
　末期がん患者である。この患者は予後を理解し、最後は住み慣れた自宅での在宅療養に移行することとなった。あらゆる苦痛の緩和を図り、出来る限り QOL の高い生活を過ごせるように支援する。

（1）患者情報

【患者】 67 歳、男性

【背景・経緯】

　3 年前に腹痛を主訴に受診し、遠隔転移を伴う StageIV 下行結腸癌および S 状結腸癌と診断された。その 1 ヵ月後には狭窄によるイレウスにより緊急手術となる。その後 FOLFOX を 1 クール実施したが、食欲不振を伴う QOL 低下が出現したため、本人が積極的治療を望まず、FOLFOX が中止された。本人は予後について理解している。最後は住み慣れた自宅での療養を希望し在宅療養に移行した。疼痛が出現したため、半年前より NSAIDs の投与が開始された。1 週間前、疼痛増強に伴い、オピオイドの投与が開始されたが疼痛コントロールは不良であり、昨日、オピオイドの増量が行われた。本日訪問の際に、薬剤師は痛みの評価シート（図 3.6.1）を用いて痛みの評価を行うとともに、副作用の有無を確認するため腸音の聴診と SpO$_2$ や呼吸数を調べた。

【主訴】 疼痛コントロール不良

【家族歴】 夫婦で二人暮らし

【既往歴】 下行結腸、S 状結腸癌術後

【アレルギー歴・副作用歴】 FOLFOX による食欲不振を伴う QOL 低下

【OTC 薬・健康食品】 なし

【病識・コンプライアンス】 予後については理解している。処方薬の服薬状況は良好である。

【体型】 身長 165 cm、体重 48 kg、BMI 17.6

【問診】 嘔気・嘔吐：なし、便秘：なし、言動：異常なし

【身体所見】 視診：腹部膨満感　なし、聴診：腸蠕動音　異常なし

【処方情報】 オキシコドン塩酸塩徐放錠（オキシコンチン®錠 10 mg）1 回 1 錠（1 日 2 錠）

　1 日 2 回 朝夕 12 時間毎

　オキシコドン塩酸塩散（オキノーム®散 5 mg）頓服 1 回 1 包　痛い時

　メロキシカム錠（モービック®錠 10 mg）1 回 1 錠（1 日 1 錠）1 日 1 回朝食後

【測定値】 SpO$_2$ 97%、呼吸数 14 回／分

【疼痛評価（表 3.6.2）】 痛みの評価シートによる疼痛コントロールは日常生活への影響はオピオイド増量前 3 →増量後 1、痛みのパターンはオピオイド増量前 3 →増量後 2、痛みの強さ（NRS10／10）1 番強いときはオピオイド増量前 10 →増量後 4、1 番弱いときはオピオイド増量前 4 →増量後 0、1 日の平均はオピオイド増量前 6 →増量後 1、レスキューの回数はオピオイド増量前 5 回→増量後 1 回であった。

【検査所見】 オピオイド増量時（昨日）

　Cr 0.8 mg／dL（基準値：0.6〜1.2）、予測 Ccr 95 mL／min（基準値：70〜130）

　AST 25 IU／L（基準値：11〜40）、ALT 30 IU／L（基準値：6〜43）

表 3.6.2　痛みの評価表

評 価 項 目		オピオイド 増量前	増量後
日常生活への影響		3	1
痛みのパターン		3	2
痛みの強さ（NRS 10／10）	1 番強いとき	10	4
	1 番弱いとき	4	0
	1 日の平均	6	1
レスキューの回数		5	1

(2) 問題リスト

　この患者の問題点として「＃1：疼痛コントロールが不良である」をとりあげる。

(3) SOAP チャート

＃1：疼痛コントロールが不良である

S　Subjective data（主観的情報）

- 時折または断続的な単一の痛みである。
- 痛みどめの薬の量を増やしてから一度は痛かったが、頓服の薬を服用すると治まった。
- 痛みの強さは 1 番強いときは NRS　4／10、1 番弱いときは NRS　0／10、1 日の平均は NRS　1／10 である。
- 日中ウトウトするが、苦痛ではない。

O　Objective data（客観的情報）

【患者】67 歳、男性

【問診】嘔気・嘔吐：なし、便秘：なし、言動：異常なし（せん妄はない）

【身体所見】視診：腹部膨満感　なし、聴診：腸蠕動音　異常なし

【アレルギー歴・副作用歴】なし

【疼痛評価】

- 日常生活への影響：1
- 痛みのパターン：2
- NRS 評価：1 番強い時 4／10、1 番弱いとき 0／10、1 日の平均 1／10
- レスキュー回数：1 回

A Assessment（評価）

オピオイド増量により疼痛コントロールは良好となる。

【患者属性】 ⇒ 単純性イレウスのリスクファクターを有している。

- 腫瘍、開腹手術歴あり
- FOLFOX による食欲不振を伴う QOL の低下

【問診】 ⇒ 傾眠傾向だが、苦痛ではない。

- 眠気：あり
- 嘔気・嘔吐：なし
- 便秘：なし
- 言動：異常なし

【身体所見】 ⇒ 麻痺性イレウス、オピオイド、NSAIDs による副作用はない。

- 視診：腹部膨満感　なし
- 聴診：腸蠕動音　異常なし

【測定値】 ⇒ 抑制による眠気の可能性は低い。

- SpO_2 97%
- 呼吸数 14 回／分

【疼痛評価】 ⇒ 疼痛コントロールは良好となる。

- 日常生活への影響：1（現在の治療に満足している）
- 痛みのパターン：2（普段はほとんど痛みはないが、1日に何回か強い痛みがある）
- NRS 評価：1番強い時4／10、1番弱いとき0／10、1日の平均1／10
- レスキュー回数：1回

P Plan（計画）

下記項目を取り組むことにより、疼痛コントロールの改善を図る。

1．処方の検討：オピオイドによる傾眠が疑われるが、疼痛コントロールは良好である。今後、疼痛増強および注意すべき副作用（嘔気・嘔吐、便秘、麻痺性イレウス、傾眠、呼吸抑制、せん妄）の早期発見のため、継続したフィジカルアセスメントが必要である。

2．疼痛評価：痛みの評価シート（図 3.6.1）を用いて痛みの評価を継続して行う。

3．嘔気・嘔吐：嘔気・嘔吐は投与直後や増量直後に出現することが多いが、数日間で消失することが多い。最も QOL を損なう症状のため積極的な対策が必要である。

4．便秘：便秘に対しては下剤の継続的投与が必要となる。

5．麻痺性イレウス：発症頻度は 0.1%以下と低い。腹部の手術歴などを問診し、腸音の有無を確認する。

6．眠気：眠気は数日間で軽減する可能性がある。今回日常生活に支障がみられないため、このまま様子を見る。

7．呼吸抑制：呼吸数の減少、必要に応じて SpO_2 を確認する。

8．せん妄：異常な言動やもうろう状態にある低活動型に注意する。

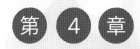

ハイリスク薬管理におけるアセスメントの活用

1．糖尿病薬

1）糖尿病概論

　糖尿病（diabetes）はインスリン作用不足による慢性高血糖を主徴とする代謝疾患群である。1型、2型、その他の特定の機序や疾患によるもの、妊娠糖尿病の4つに分類されるが、1型および2型糖尿病が主な病型である。1型糖尿病では、インスリンを合成・分泌する膵ランゲルハンス島β細胞の破壊・消失がインスリン作用不足の主な原因である。2型糖尿病は、インスリン分泌の低下やインスリン抵抗性をきたす素因を含む複数の遺伝因子に、過食（特に高脂肪食）、運動不足、肥満、ストレスなどの環境因子および年齢が加わり発症する。

　糖尿病治療の目標は、糖尿病症状を除くことはもとより、糖尿病に特徴的および併発しやすい合併症の発症、増悪を防ぎ、健康人と同様な日常生活の質（QOL）を保ち、健康人と変わらない寿命を全うすることにある。

（1）糖尿病の病態による分類

　糖尿病の病態から、インスリン依存状態と非依存状態に分類できる（表 4.1.1）。インスリン主体の治療になるかどうかの指標になる。

（2）治療と管理

　糖尿病は、いったん発症すると、糖代謝異常が改善しても糖尿病とみなす。

　血糖コントロールの数値目標は HbA1c 値を用いる（表 4.1.2）。血糖値と異なり、HbA1c 値は過去1～2ヵ月間の平均血糖値を反映しているため、1人の患者において測定時間によるHbA1c 値のばらつきが少なく、血糖コントロール状態の最も重要な指標である。患者の代謝状

表 4.1.1　病態による分類と特徴

糖尿病の病態	インスリン依存状態	インスリン非依存状態
特徴	インスリンが絶対的に欠乏し、生命維持のためインスリン治療が不可欠	インスリンの絶対的欠乏はないが、相対的に不足している状態。生命維持のためにインスリン治療が必要ではないが、血糖コントロールを目的としてインスリン治療が選択される場合がある
臨床指標	血糖値：高い、不安定 ケトン体：著増することが多い	血糖値：さまざまであるが、比較的安定している ケトン体：増加するがわずかである
治療	1．強化インスリン療法 2．食事療法 3．運動療法（代謝が安定している場合）	1．食事療法 2．運動療法 3．経口薬、GLP-1 受容体作動薬またはインスリン療法
インスリン分泌能	空腹時血中 C ペプチド：0.6 ng／mL 未満が目安となる	空腹時血中 C ペプチド：1.0 ng／mL 以上

［出典：日本糖尿病学会編・著（2022）糖尿病治療ガイド 2022-2023、文光堂、p20］

態は、HbA1c 値、空腹時血糖値、食後2時間血糖値、随時血糖値などを勘案して総合的に判断することが大事である。なお、糖尿

表 4.1.2　血糖コントロールの目標値

目標	血糖正常化を目指す際の目標	合併症予防のための目標	治療強化が困難な際の目標
HbA1c(%)	6.0 未満	7.0 未満	8.0 未満

[日本糖尿病学会編・著（2022）糖尿病治療ガイド 2022-2023、文光堂、p34（一部を抜粋）]

病の慢性合併症を発症しないよう身体所見（皮膚、眼、口腔、四肢特に下肢、神経系）や腎機能をモニタリングすることも大切である。

　薬の管理を1人でできるかどうかの観点から、65歳以上の高齢者については別に目標値が設定されている（表 4.1.3）。

2）薬物療法

(1) 血糖降下薬の使用上の注意

　糖尿病薬はハイリスク薬に指定されており、低血糖のリスクや禁忌・適用外の使用に関して細心の注意が必要である。また、低血糖症状の対処法や低血糖リスクが高くなるシックデイの指導も忘れてはいけない。

・　薬物の選択は、個々の薬物の作用の特性や副作用を考慮に入れながら個々の患者の病態に応じておこなう。

・　薬物投与は少量から開始し、血糖コントロール状態を観察しながら必要に応じて増量する。

・　1種類の血糖降下薬だけでは良好な血糖コントロールが長期間維持できない場合、食事療法・運動療法の徹底を図り、さらに必要であれば、作用機序の異なる血糖降下薬の追加、基礎インスリン製剤の併用あるいはインスリン治療への変更によって血糖コントロールの改善を目指す。

(2) 血糖降下薬の種類

　1型糖尿病、糖尿病昏睡（ケトアシドーシス、高血糖高浸透圧性昏睡）、糖尿病合併妊娠、重篤な感染症、全身管理が必要な外科手術などはインスリンの絶対適応である。また、インスリ

表 4.1.3　高齢者の血糖コントロールの目標値（HbA1c 値（%））

患者の特徴・健康状態		カテゴリーⅠ		カテゴリーⅡ	カテゴリーⅢ
患者の特徴・健康状態		①認知機能正常 かつ ②ADL 自立		①軽度認知障害〜軽度認知症 または ②手段的 ADL 低下、基本的 ADL 自立	①中等度以上の認知症 または ②基本的 ADL 低下 または ③多くの併存疾患や機能障害
重症低血糖が危惧される薬剤（インスリン製剤、SU薬、グリニド薬など）の使用	なし	7.0%未満		7.0%未満	8.0%未満
重症低血糖が危惧される薬剤（インスリン製剤、SU薬、グリニド薬など）の使用	あり	65 歳以上 75 歳未満 7.5%未満 （下限6.5%）	75 歳以上 8.0%未満 （下限7.0%）	8.0%未満 （下限 7.0%）	8.5%未満 （下限 7.5%）

[日本糖尿病学会編・著（2022）糖尿病治療ガイド 2022-2023、文光堂、p107（一部を抜粋）]

ン非依存状態でも、顕著な高血糖、痩せ型で栄養状態の低下、ステロイド治療による高血糖、中程度以上の合併症などはインスリン相対適応である。インスリンの生理的分泌に沿って、速効型あるいは超速効型と中間型あるいは持効型インスリンを使用する。

表 4.1.4 血糖降下薬の種類と特徴

機序	種類	主な作用	単独投与による低血糖のリスク	体重への影響	主な副作用
インスリン分泌非促進系	α-グルコシダーゼ阻害薬（α-GI）	腸管での炭水化物の吸収分解遅延による食後血糖上昇の抑制	低	なし	胃腸障害、放屁、肝障害
	SGLT2阻害薬	腎臓でのブドウ糖再吸収阻害による尿中ブドウ糖排泄促進	低	減少	性器・尿路感染症、脱水、皮疹、ケトーシス
	チアゾリジン薬	骨格筋・肝臓でのインスリン抵抗性改善	低	増加	浮腫、心不全
	ビグアナイド薬	肝臓での糖産生抑制	低	なし	胃腸障害、乳酸アシドーシス、ビタミンB$_{12}$低下
	イメグリミン	血糖依存性インスリン分泌促進 インスリン抵抗性改善作用	低	なし	胃腸障害
インスリン分泌促進系（血糖依存性）	DPP-4阻害薬	GLP-1とGIPの分解抑制による血糖依存性のインスリン分泌促進とグルカゴン分泌抑制	低	なし	SU薬との併用で低血糖増強、胃腸障害、皮膚障害、類天疱瘡
	GLP-1受容体作動薬	DPP-4による分解を受けずにGLP-1作用増強による血糖依存性のインスリン分泌促進とグルカゴン分泌抑制	低	減少	胃腸障害、注射部位反応（発赤、皮疹など）
インスリン分泌促進系（血糖非依存性）	スルホニル尿素（SU）薬	インスリン分泌の促進	高	増加	肝障害
	速効型インスリン分泌促進薬（グリニド薬）	より速やかなインスリン分泌の促進・食後高血糖の改善	中	増加	肝障害
インスリン製剤	①基礎インスリン製剤（持効型溶解インスリン製剤、中間型インスリン製剤）②追加インスリン製剤（超速効型インスリン製剤、速効型インスリン製剤）③超速効型あるいは速効型と中間型を混合した混合型インスリン製剤④超速効型と持効型溶解の配合溶解インスリン製剤	超速効型や速効型インスリン製剤は、食後高血糖を改善し、持効型溶解や中間型インスリン製剤は空腹時高血糖を改善する	高	増加	注射部位反応（発赤、皮疹、浮腫、皮下結節など）

[出典：日本糖尿病学会 編・著（2022）糖尿病結情報ガイド 2022-2023，文光堂，pp40-41（一部を抜粋）]

　薬物療法を導入した２型糖尿病患者で、経口血糖降下薬によっても目標の血糖コントロールが得られない場合はインスリン治療を行う。また、代謝障害の程度によっては最初からインスリンや経口血糖降下薬などの薬物療法を、食事療法や運動療法に加えて行う場合もある。

　２型糖尿病の治療に用いられる血糖降下薬の種類と特徴を示す（表 4.1.4）。単独投与でも低血糖のリスクの高いインスリン製剤、スルホニル尿素（SU）薬、速効型インスリン分泌薬（グリニド薬）が処方に含まれている場合は、処方箋監査において特に注意が必要である。また、低血糖のリスクは低くても、体液貯留作用のため心不全のリスクが高くなるチアゾリジン薬や、ビグアナイド薬などの腎機能の程度によって投与量の調整が必要な経口血糖降下薬も、低血糖とは異なる観点で処方箋監査において注意が必要である。

　経口糖尿病薬にはそれぞれ禁忌・適応外となる症例があるが、経口糖尿病薬に共通して、重症ケトーシス、意識障害、重症感染症、手術前後、重篤な外傷、重度な肝機能障害、妊婦または妊娠している可能性、当該薬物に対する過敏症の既往は禁忌である。投薬の際などのインタビューは、これらのことを意識して行う必要がある。

３）低血糖症状と対処法

　低血糖の目安は空腹時血糖値 50～70 mg／dL 以下である。低血糖状態になると脳のエネルギー不足に起因する症状が現れ、昏睡から死に至ることもまれではない。低血糖の初期には通常、交感神経系の興奮に基づいた自律神経症状（冷汗、頻脈、震えなど）が現れ、さらに低血糖が進展すると中枢神経症状（傾眠、ものが二重に見える、異常行動など）が出現する。

（1）低血糖時の対応

・　経口摂取が可能な場合

　グルコースとして 10～20 g（飲料として 150～200 mL）を摂取させる。グルコースを含む糖分ならば代用可能だが、α-グルコシダーゼ阻害薬服用中の患者では必ずグルコースを選択する。

・　経口摂取が不可能な場合

　グルコースやしょ糖を口唇と歯肉の間に塗り付ける。グルカゴン製剤があれば使用するとともに、直ちに主治医と連絡をとり医療機関に搬送する。

４）症例～薬剤性低血糖をきたした糖尿病患者～

　糖尿病治療中に抗菌薬を服用し、薬剤性低血糖をきたした症例である。医療従事者間で情報が周知され少なくなっている症例だが、薬剤師としては絶対に見逃してはならない症例である。

（1）患者情報

【患者】 43歳、女性

【背景・経緯】

　40歳の時の検診で脂質異常症、高血糖を指摘され、A病院にて血糖コントロールのため薬物療法を開始した。特に、運動はしていないが、食事制限はおこなっている。現在血糖値、LDL-Cともに安定している（HbA1c 6.1 %、LDL-C 115 mg／dL）。

　一昨日よりトイレの回数が多くなり（1日10回）、排尿痛、尿混濁があるため、昨日B病院を受診し、膀胱炎の疑いでレボフロキサシンの処方を受けた。

　本日、服用1時間後より冷汗、動悸の症状があり、低血糖を疑いブドウ糖を摂取したが、症状が治まらないため、心配して相談のため来局した。薬剤師は血圧、脈拍を測り、自己血糖測定器で血糖値を測ってもらった（血圧 148／82 mmHg、脈拍 110回／分、呼吸数 20回／分、SpO$_2$ 99%、血糖値 60 mg／dL）。

【主訴】 低血糖症状。グルコースを摂取すると一時的に症状が回復するが、完全には治まらない。

【家族歴】 父親　糖尿病

【生活歴】 運動はしていないが、食事制限は行っている。

【社会歴】 25年間事務職

【既往歴】 脂質異常症、糖尿病

【アレルギー歴・副作用歴】 なし

【OTC・健康食品】 なし

【病識・コンプライアンス】 良好

【体型】 身長 150 cm、体重 60 kg、BMI 27.0

【身体所見】 冷汗、動悸、排尿痛、尿混濁

【処方情報】

　　A病院　　グリメピリド錠1 mg　1回1錠　1日1回　朝食後

　　　　　　　メトホルミン錠250 mg　1回1錠　1日3回　毎食後

　　　　　　　プラバスタチンナトリウム錠10 mg　1回1錠　1日1回　夕食後

　　B病院　　レボフロキサシン錠500 mg　1回1錠　1日1回　朝食後　5日分

【測定値】 血圧 148／82 mmHg、脈拍 110回／分、呼吸数 20回／分、SpO$_2$ 99 %、血糖値 60 mg／dL

（2）問題リスト

　この患者の問題点として、「#1：低血糖症状（冷汗・動悸・空腹感・血糖値 60 mg／dL）がある」をとりあげる。

（3）SOAP チャート

＃1：低血糖症状（冷汗・動悸・空腹感・血糖値 60 mg／dL）がある

S　Subjective data（主観的情報）

- 動悸、冷汗が治まらない。
- グルコースを摂取すると一時的に症状が回復するが、完全には治まらない。
- 食事・運動など普段通りの生活をしている。
- 薬はすべて服用している。
- 排尿痛、尿混濁がある。

O　Objective data（客観的情報）

【患者】43 歳、女性、身長 150 cm、体重 60 kg、BMI 27.0

【生活歴】運動はしていないが、食事制限は行っている

【身体所見】冷汗、動悸、排尿痛、尿混濁

【アレルギー歴・副作用歴】なし

【測定値】血圧 148／82 mmHg、脈拍 110 回／分、呼吸数 20 回／分、SpO$_2$ 99 ％、血糖値 60 mg／dL

【処方情報】

　　A病院　グリメピリド錠1 mg　1回1錠　1日1回　朝食後

　　　　　　メトホルミン錠250 mg　1回1錠　1日3回　毎食後

　　　　　　プラバスタチンナトリウム錠10 mg　1回1錠　1日1回　夕食後

　　B病院　レボフロキサシン錠500 mg　1回1錠　1日1回　朝食後　5日分

A　Assessment（評価）

レボフロキサシン服用による薬剤性低血糖の疑いがある。

【身体所見】

- 動悸、空腹感、冷汗⇒低血糖症状による自律神経症状の可能性
- 排尿痛、尿混濁あり⇒膀胱炎治療の継続

【測定値】

- 血糖値 60 mg／dL⇒低血糖
- 脈拍 110 回／分⇒低血糖症状による自律神経症状の可能性

【処方薬】

- レボフロキサシン⇒副作用に低血糖がある（SU 剤様の血糖降下作用、末梢組織でのインスリン感受性亢進作用）。高齢者や腎機能低下症例に低血糖を生じやすい。

1．低血糖症状：グルコースまたはしょ糖を 10 g 摂取させる。15 分後に変化なければ、危険回避のため近くの病院に連れていく。症状に改善が見られる場合は、適宜グルコース等を摂取しつつ、必ずかかりつけの病院（A病院）に行くように指導する。

2．薬剤性低血糖の疑い：レボフロキサシン服用中止のための措置をとる。即ち、患者を病院に連れて行った場合は、薬剤師がレボフロキサシンによる低血糖の疑いがある旨を、これまでの状況とともに病院側に伝える。受診勧奨の場合は、薬剤性低血糖の疑いがあることを医師に伝えるように患者に強く指導する。メモを渡し、患者のかかりつけの病院にも電話で伝えることができれば良い。

3．主治医への提案：膀胱炎は治療継続の必要があるため、抗菌薬変更もしくは糖尿病治療薬の中止を主治医に提案する。

2．抗てんかん薬

1）てんかん概論

「てんかん」とは、慢性的な脳の疾患であり、大脳皮質の過剰興奮によって脳の発作性の症状が起こる。突発的に運動神経、感覚神経、自律神経、意識、高次脳機能などの神経系が異常に活動することで発作が発生する。てんかんは精神疾患の中で最も頻度が高く、有病率は 1 ％弱におよぶ。突然の意識消失で救急外来を訪れる患者では神経調節性失神、心因性非てんかんが多く、てんかんの鑑別診断として、十分な病歴を聴取することが重要である。てんかんの大半は 20 歳までに発症していることが多い（ピークは乳幼児と思春期）が、近年は高齢化に伴い、脳血管疾患障害による晩発性てんかんが増加している。てんかんの発作型は複雑部分発作が多く、原因は脳血管疾患をはじめとする器質病変が半数であり、器質病変のない側頭葉てんかんが半数を占めていると報告されている。

2）病態と診断基準

てんかんは、様々な疾患あるいは症候群から成り立っている。

（1）病態による分類

てんかん診断では、症候群分類と発作分類の両者が重要である。両者の正確な診断は、病態の把握と治療方針の決定には欠かせない。症候群分類では、てんかん発作の出現部位により局在関連性てんかんと全般てんかんに分けられる。さらに病因により原因が不明な「特発性」、原因が明らかな「症候性」に分類され、前者が全体の約 6 割、後者が約 4 割を占めるとされてい

る。発作分類では、過剰な電気的興奮が起こる部位や電気的な興奮の広がり方によって、部分発作と全般発作への分類が広く用いられている。部分発作はさらに発作中の意識障害の有無により単純部分発作と複雑部分発作に分類される（表 4.2.1）。

表 4.2.1　てんかん発作の臨床・脳波分類（ILAE による分類, 1981）

発作分類		症状	意識障害	けいれん	特徴	好発	薬物療法
部分発作	単純部分発作	大脳半球の局在的な過剰興奮による焦点部分に応じて様々な症状が発生	−	+	運動発作：顔、手足の一部のけいれんなど／自律神経発作：腹痛、悪心、発汗など／体性感覚発作：体の一部のピリピリ感など／視覚発作：ピカピカなど／精神発作：未視感、既視感、不安感など	全世代	第一選択薬　カルバマゼピン　ラモトリギン　レベチラセタム　ゾニサミド　トピラマート／第二選択薬　フェニトイン　バルプロ酸　クロバザム　クロナゼパム　フェノバルビタール　ガバペンチン　ラコサミド　ペランパネル
	複雑部分発作	側頭葉から前頭葉にかけての局在的な過剰興奮によることが多い。発作中の意識は消失している。	+	+ or −	自動症・口をもぐもぐさせる・舌なめずりをする・ボタンや衣類をいじる・徘徊する　など	学童期以降	
全般発作	欠神発作	突然5～15秒意識が消失し活動を中断するがすぐに元の状態に戻り活動を再開する。過呼吸が誘発されやすく、小児特に女児に好発するが成長と共に軽快する。	+	−	・突然の意識消失と数秒後の回復・過呼吸による誘発	小児期の女児	バルプロ酸　エトスクシミド　ラモトリギン
	ミオクロニー発作	身体の一部（顔面、四肢、体幹）または全身において突然の瞬間的な筋収縮が起こる。光刺激により突然の誘発されることが多い。	軽度に+	+	・突然の瞬間的な筋収縮・光刺激による誘発	新生児～小児期	バルプロ酸　クロナゼパム　レベチラセタム　トピラマート
	脱力発作	突然全身又は一部の筋が脱力し、膝が折れたり前に倒れたりする。全身の筋が脱力した場合は、そのまま倒れてしまうことがあるので、失立発作と呼ばれる。	+	−（筋緊張消失）	・突然の瞬間的な脱力・顔面、頭部外傷をきたしやすい	乳幼児期	
	強直間代発作	強直発作では叫び声をあげて意識が消失し、四肢が硬直して固くなる。全身に起こりこれらなりの姿勢（後弓反張）になる事も多い。眼球上転、瞳孔散大、呼吸停止によるチアノーゼなどを呈することもある。間代発作では筋の収縮・弛緩を繰り返すことにより四肢がガタガタと震える。失禁などを呈し、意識が消失する。	+	+（全身性）	・全身性強直間代発作→間代期→発作後睡眠など→正常に戻る	全世代	第一選択薬　バルプロ酸／第二選択薬　ラモトリギン　レベチラセタム　トピラマート　ゾニサミド　クロバザム　フェニトイン　フェノバルビタール　ペランパネル

（2）診断基準

　診断は、図 4.2.1 の手順によって詳細な病歴からの上記の発作分類と症候群分類、脳波検査、画像診断により行う。失神には、失神発作、脳虚血発作、前兆を伴う片頭痛、RBD（REM sleep behavior disorder：REM 睡眠行動異常症）などが挙げられるが、その鑑別が必要である。脳波は最も有用な検査であり、脳波（光刺激、過呼吸、睡眠を含む）を記録することが推奨される。睡眠賦活を含めた複数回の脳波検査が必要となる（図4.2.1）。

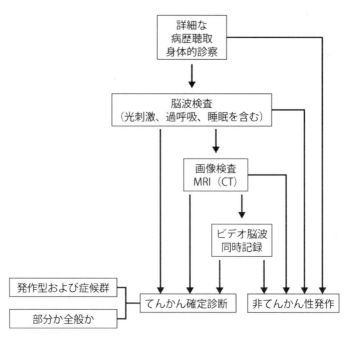

図 4.2.1　てんかんの診断手順
［出典：てんかん診療ガイドライン 2018、日本神経学会監修、医学書院、2018、p15］

（3）薬物治療

　てんかん治療の主体は薬物療法であり、目標は副作用を伴わずにてんかん発作をコントロールすることである。通常、2 回目の発作が出現した場合に、抗てんかん薬の加療開始が推奨される。しかし神経学的異常、脳波異常、脳画像病変あるいは、てんかんの家族歴がある場合や高齢者では再発の可能性があり、初回発作後からの治療を考慮する。新規発症てんかんでは、通常単剤の抗てんかん薬で治療を開始する。抗てんかん薬は少量で開始し、発作が抑制されるまで漸増していくのが基本である。また薬物治療にあたっては、年齢、性別、併存疾患でも推奨される薬物が異なっており、患者背景に沿った薬物治療を行う必要がある。てんかん診療ガイドライン 2018 では、各発作分類に対して推奨薬剤が示されている（表 4.2.1）。第一選択薬として部分てんかんではカルバマゼピンが、全般発作に対してはバルプロ酸が推奨される。

3）ハイリスクのポイントと管理

　抗てんかん薬全般に副作用として神経系の抑制が挙げられる。抗てんかん薬による興奮性の低下作用は神経細胞の活動が抑制されたことに起因する症状が発生する可能性がある。具体的にはめまい、眼振、複視、流涎、眠気、ふらつき、朦朧、運動失調、嘔気、食欲低下、自発性の低下などが挙げられる。また全般的な副作用に加え、薬剤それぞれに起因する副作用もある。

アレルギーに関与する重篤な副作用として Stevens-Johnson 症候群（SJS）、薬剤性過敏症症候群（DIHS）、中毒性表皮融解壊死症（TEN）があり、これらの病態が発生した場合は直ちに被疑薬を中止する必要がある。抗てんかん薬の中には循環器系への影響のある薬剤も存在するため、心不全、心伝導系障害、低 Na 血症への注意が必要な場合もある。用量依存性の副作用は、治療濃度域であっても症状として発生する場合があるため注意が必要である。脳波は最も有用な検査であり、脳波（光刺激、過呼吸、睡眠を含む）を記録することが推奨される。

（1）治療薬物モニタリング（Therapeutic Drug Monitoring：TDM）

　薬物療法を行う上で抗てんかん薬の効果および副作用発現には個人差が大きく、治療薬物モニタリング（Therapeutic Drug Monitoring：TDM）は、各患者の治療計画を最適化するのに重要となる。TDM は通常、タンパク結合型と遊離型を合わせた薬物の総濃度を測定しているが、低アルブミン血症がある患者では薬理作用と直結する遊離型濃度の上昇を起こす薬剤がある。他にもフェニトインのように投与量と血中濃度が比例しない「非線形型」の薬剤がある。また投与量と血中濃度の関係性には個人差があり、このような薬剤を開始、増量する場合は血中濃度の推移を逐次確認する必要がある。

（2）薬物相互作用

　抗てんかん薬の中には、薬物代謝酵素やグルクロン酸など補酵素に薬物相互作用を起こす薬物がある。カルバマゼピンやフェノバルビタールは、チトクローム（CYP）誘導作用により併用薬剤の血中濃度を低下させる作用がある。またグルクロン酸抱合の競合により抗てんかん薬の血中濃度の増加や、併用する抗てんかん薬の血中濃度の増減が起こる場合があるため、注意が必要である。

　またグレープフルーツジュースによる CYP の阻害作用、アルコール摂取による中枢抑制作用の増強、セント・ジョーンズ・ワート（セイヨウオトギリソウ）のようなハーブによる CYP 誘導といった、薬物血中濃度に影響を与える飲食物やサプリメントの摂取も注意を払う必要がある。

（3）妊娠への影響

　女性のてんかん患者には、妊娠・出産などのライフサイクルを考慮した包括的なカウンセリ

表 4.2.2　カルバマゼピン、バルプロ酸の副作用

薬剤名	特異体質による副作用	用量依存性副作用	長期服用に伴う副作用
カルバマゼピン	皮疹、肝障害、汎血球減少、血小板減少、SJS、TEN、DIHS	めまい、運動失調、眠気、認知機能低下	骨粗鬆症
バルプロ酸	膵炎、肝障害	血小板減少、低 Na 血症、高アンモニア血症、振戦、パーキンソン症候群	体重増加、脱毛、骨粗鬆症

［出典：てんかん診療ガイドライン 2018、日本神経学会監修、医学書院、2018、p75（一部を抜粋）］

ングが求められる。具体的には、てんかんの病態や治療の重要性などについての理解を促す。妊娠可能な年齢の女性では催奇形性のリスクがあるため、バルプロ酸以外の薬物治療が優先される。また、リスクの少ない妊娠・出産を実現するため可能な限り計画的な妊娠・出産を勧め、抗てんかん薬中止が困難な場合は、非妊娠時から催奇形性リスクの少ない薬剤を選択し、発作抑制のための適切な用量調整を行っておくことが望ましい。

（4）フィジカルアセスメントのポイント

　　抗てんかん薬の副作用は治療濃度域内であっても症状として発生する場合がある。副作用を早期に発見するためには呼吸状態、呼吸音、呼吸回数、チアノーゼの確認、SpO_2 測定に加え、身体症状（食欲、吐き気、眼球運動、眠気、ふらつき、転倒、けいれん、倦怠感の有無、手足のしびれ、流涎など）を確認することが挙げられる。

４）症例～生活環境の変化に伴い抗てんかん薬の副作用を疑う症状が発現した男性～

　　生活環境の変化により、服薬状況が不良となり、抗てんかん薬の副作用を疑う症状が発現した。身体所見から抗てんかん薬の副作用以外の疾患の可能性についても推測した。丁寧な問診により現在の生活環境を把握し、受診勧奨とともに、適切な服薬支援を行った症例である。

（1）患者情報
【患者】 22歳、男性
【背景・経緯】

　　15歳でてんかんを発症し、現在まで治療を続けている。今年より社会人となり、1人暮らしを始めた。長期間てんかん発作はなく、医師より運転免許証取得の許可をもらい、仕事で毎日車を運転している。仕事のシフトがバラバラで、朝7時に出勤する時もあれば、夜帰宅する時間が21時を超える日もあった。本日、薬局に以下の電話相談があったことから、許可を取って患者の自宅を訪問した。

　　「最近朝にふらつきや眠気が出ることがある。これは薬の影響ですか？」「頭がふわふわしているようなふらつきです。頭痛や肩こりや吐き気はなく、視野や耳の聴こえ具合も普通で、特に風邪のような症状はないです。」「特に出血を起こしたことはないし、便の色は普通です。」「今日は念のため仕事を休みました。仕事をし始めてから時々ふらつき出ることがありました。発作が出たら車の運転が出来なくなるので、1日分の薬は飲まないといけないと思って、朝に薬が飲めなかった日には夕食後にまとめて飲んでいたりしました。」

　　その後、薬剤師が自宅に訪問したところ、自宅のテーブルには、缶ビールの空き缶やグレープフルーツジュースの空の紙パックがあった。
【主訴】 ふらつき（浮動性めまい）、眠気
【家族歴】 家族にてんかん既往歴なし

【生活歴】1人暮らし

【社会歴】社会人1年目。営業の仕事を行っている。

【既往歴】てんかん発作

【アレルギー歴・副作用歴】薬物アレルギーなし

【OTC薬・健康食品】なし

【病識・コンプライアンス】薬を飲む必要性について理解あり、コンプライアンス不良

【体型】身長164 cm、体重56 kg、BMI 20.8

【身体所見】<眼瞼結膜> 貧血なし、<眼球結膜> 黄染なし、充血なし、<口腔内> 咽頭発赤な
　　し、扁桃腫大なし、潰瘍なし、<頸部> リンパ節腫脹なし、甲状腺腫脹なし、圧痛なし、<
　　胸部> 肺胞呼吸音・心音異常なし、<腹部> グル音聴取、圧痛なし、<四肢> 運動低下あり、
　　バレー徴候（上肢や下肢に軽度の運動麻痺がある場合に現れる徴候）・浮腫・皮疹なし
　　血圧（118／68 mmHg）、脈拍（56回／分）

【処方情報】カルバマゼピン錠200 mg　1回1錠　1日2回朝夕食後
　　　　　バルプロ酸200mg　1回1錠　1日2回朝夕食後

(2) 問題リスト

　この患者の問題点として「＃1：ふらつきがある」をとりあげる。

(3) SOAP チャート

＃1：ふらつきがある

S　Subjective data（主観的情報）

・　ふらつき、眠気がある。

・　朝の薬が飲めなかった日は、夕にまとめて飲んでいる。

O　Objective data（客観的情報）

【患者】22歳、男性、体重56 kg、BMI 20.8

【生活歴】1人暮らし。仕事のシフトで、出勤帰宅時間がバラバラ。

【身体所見】浮動性めまいあり。悪心嘔吐なし。片麻痺なし。構音障害（呂律が回らない）
　　なし。視野欠損なし。難聴なし。発熱や咽頭痛などの風邪症状なし。

【アレルギー歴・副作用歴】なし

【測定値】血圧（118／68 mmHg）、脈拍（56回／分）

脳血管疾患を疑う所見は見られないため、抗てんかん薬による浮動性めまいが疑われる（表4.2.2）。

【患者属性】⇒薬を飲む必要性は理解している。薬の副作用を疑っている。

【症状】⇒浮動性めまいの症状がある。

【コンプライアンス】不良。

- 朝夕の薬をまとめて飲んでいることがある。

【飲食物】⇒アルコール、グレープフルーツジュースの摂取

- 抗てんかん薬の作用増強が疑われる。→グレープフルーツジュースによる CYP 阻害作用による血中濃度上昇、アルコールによる中枢抑制作用の増強の可能性がある。

【血圧値】⇒脈が軽度低値である。

- カルバマゼピンの過量による脈拍低下が疑われる。

【身体所見】⇒脳卒中や心因性失神を疑う所見は見られない。

【その他】

- アレルギー歴なし　→アレルギー性疾患の可能性は低い。

P   Plan（計画）

カルバマゼピン及びバルプロ酸の血中濃度上昇により副作用が発生している可能性が疑われた。

1．受診勧奨：すぐに主治医へ受診するように促す。

2．TDMの依頼：主治医へ連絡し、カルバマゼピン及びバルプロ酸の TDM を提案する。

3．服薬指導：アルコールやグレープフルーツジュースは、薬の作用を増強するので、控えるよう説明をする。食事の時間が不規則でも、毎日同じ時間帯に服用し、飲み忘れがあっても朝と夕の薬は一緒に飲まないように指導する。

3.血液凝固阻止剤

1）抗血栓療法概要

血栓は血小板活性化や血液凝固活性化など血栓傾向に強く傾いた場合、血管に異常がある場合もしくは血流の異常によって出現する。血栓を放置した場合致死的な状態になり得るため血栓症の予防治療のために抗血栓療法を行う。血栓を抑制するための薬剤として凝固因子の作用

を阻害する抗凝固薬と血小板の作用を抑制する抗血小板薬がある。静脈などの血流が遅い、あるいは、うっ血しやすい血管内に生じる静脈血栓には抗凝固薬を使用し、動脈などの血流の速い血管内で狭窄分岐損傷などがある部位に形成される動脈血栓には、抗血小板薬を用いる。本稿では抗凝固薬を中心に説明をする。

(1) 抗凝固薬が適応される病態

　静脈血栓には、静脈血栓塞栓症、非弁膜症性心房細動患者における虚血性脳卒中、および全身性塞栓症がある。静脈血栓塞栓症のひとつに旅行者血栓症（エコノミークラス症候群）があり、場合によっては災害関連死とも関係する。

　その他、人工弁（特に機械弁）による血栓予防に用いられる。

① 静脈血栓塞栓症（深部静脈血栓症、肺血栓塞栓症）

　静脈血栓塞栓症は、深部静脈血栓症と肺血栓塞栓症に分けられる。血栓の約90％は下肢あるいは骨盤内の静脈で形成される。深部静脈に血栓を生じ静脈閉塞を起こすものを深部静脈血栓症と呼ぶ。血栓が血流に乗って肺動脈に詰まると肺血栓梗塞症を合併し突然の呼吸困難をきたす場合がある。

② 心内血栓症

　心房細動では左房内に血栓を生じやすく、それが流出して脳梗塞を合併する心原性脳梗塞症があり、脳梗塞の原因の約30％を占め、予後が不良である。心筋梗塞や拡張型心筋症に起因する全身性梗塞症も起こることがある。

③ 人工弁（特に機械弁）

　弁膜症に対する外科的治療として弁置換術が行われる。機械弁は、耐久性に優れているが、血栓が生じやすく生涯にわたって抗凝固療法が必要である。

(2) 治療と管理

　静脈血栓塞栓症は、手術や外傷、長期臥床中、妊娠などが誘因となる。治療は、肺血栓塞栓症の予防、血栓の進行抑制血栓の除去、溶解を目的として行われる。一般的には薬物療法が行われるが中枢型で症状が強い場合は、カテーテルを用いた血管内治療が行われる。肺血栓塞栓症が発症した場合のわが国の院内死亡率は14％と報告されており、死亡例の40％以上が発症1時間以内の突然死であるとされる。したがって発症予防が不可欠となる。

　心内血栓症は、心房細動の合併症なので心房細動の治療と同時に血栓予防のため抗凝固療法を行う。

　機械弁が植え込まれている患者の場合、慣例的にワルファリンに低用量アスピリンが追加投与されることが多い。

2）薬物療法

経口抗凝固薬による抗凝固療法は形成された血栓の進展防止、血栓症の予防ないしは再発防止のために用いられる。

静脈血栓塞栓症では、ヘパリン、ワルファリン、直接阻害型経口抗凝固薬（DOAC）を用いる。初期治療から延長治療までの期間で使用が推奨される抗凝固薬を示す（図4.3.1）。

非弁膜症性心房細動では、血栓

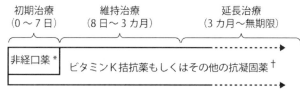

図 4.3.1　抗凝固療法の期間

[出典：Kearon, C. et al.（2012）Antithrombotic therapy for VTE disease: Antithrombotic Therapy and Prevention of Thrombosis, 9th ed: American College of Chest Physicians Evidence-Based Clinical Practice Guidelines, *Chest*. 2012 Feb; 141(2 Suppl): e419S-e496S.]

塞栓症の危険因子が集積すると心原性脳梗塞の発症率が上昇するため、血栓塞栓症に対するリスク評価を行ったうえで適切な抗凝固療法薬を選択することが奨励される。弁膜症性心房細動は，抗凝固療法としてワルファリンのみが適応となる。「弁膜症性」とは、リウマチ性僧帽弁疾患（おもに狭窄症）、機械弁置換術後をさす。心房細動における抗凝固療法法の推奨を図 4.3.2 に示す。

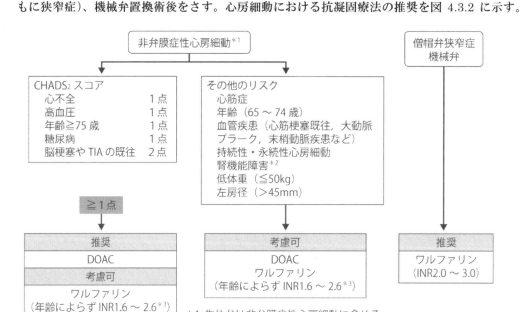

*1 生体弁は非弁膜症性心房細動に含める
*2 腎機能に応じた抗凝固療法については，「2020 年改訂版 不整脈薬物治療ガイドライン」3.2.3 どの DOAC を用いるかの選択および表 36 を参照
*3 非弁膜症性心房細動に対するワルファリンの INR1.6 ～ 2.6 の管理目標については，なるべく 2 に近づけるようにする．脳梗塞既往を有する二次予防の患者や高リスク (CHADS2 スコア 3 点以上) の患者に対するワルファリン療法では，年齢 70 歳未満では INR2.0 ～ 3.0 を考慮

図 4.3.2　心房細動における抗凝固療法の推奨
[出典：日本循環器学会/日本不整脈心電学会．2020 年改訂版 不整脈薬物治療ガイドライン．
https://www.j-circ.or.jp/ cms/wp-content/uploads/2020/01/JCS2020_Ono.pdf．2023 年 4 月閲覧]

（1）抗凝固薬

　抗凝固薬ならびに血栓溶解薬の作用機序を図4.3.3に示した。

① ヘパリンとヘパリノイド

　内在性セリンプロテアーゼ阻害分子であるアンチトロンビンに結合することにより、阻害反応を加速誘導する。

　低分子ヘパリノイドはヘパリンよりも出血のリスクが少ない。

② ワルファリン

　代表的な経口抗凝固薬である。ビタミンKエポキシド還元酵素を阻害することによって還元型ビタミンKの合成を抑制

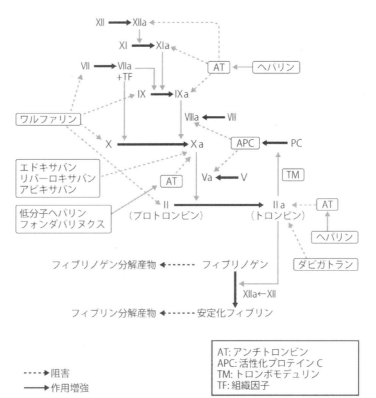

- - - ▶ 阻害
——▶ 作用増強

図4.3.3　抗凝固薬・血栓溶解薬の作用機序
［山崎昌子（2023）治療薬ハンドブック2023、じほう、p945 他を参照して著者作成］

AT: アンチトロンビン
APC: 活性化プロテイン C
TM: トロンボモデュリン
TF: 組織因子

し、ビタミンK依存性の凝固因子（II、VII、IX、X）の合成を阻害する。プロトロンビン時間のPT-INR（Prothrombin Time - International Normalized Ratio）値を検査しながら投与量を調節する。個体差が大きく、食事の影響を受けるので、納豆、クロレラ、青汁などは摂取しない、緑黄色野菜は過剰摂取しない等の注意が必要である。

③ 直接阻害型経口抗凝固薬（DOAC）

・直接 Xa 阻害薬

　直接第 Xa 因子を阻害する。より効果的に抗血栓効果を発揮し、出血性合併症のリスクも低いと考えられている。Ccr>15 mL／min 以上で使用可能であるが腎機能障害例では減量が望ましい。よって、高齢者の使用には注意が必要である。経口薬としてエドキサバン、リバーロキサバン、アビキサバンがある。

・トロンビン直接阻害薬

　トロンビンを直接阻害する。ダビガトランは、ワルファリンに比べ、心房細動の患者において同等の抗血栓作用を発揮しつつ、出血性合併症の発生を低く抑えることがわかっている。腎排泄型薬剤のため Ccr<30 mL／min には禁忌である。

④ 合成 Xa 阻害薬

フォンダパリヌクスは、アンチトロンビン（AT）に結合し、ATによる Xa 因子の阻害作用を増強させる。剤型は注射剤のみである。

各薬剤の腎排泄率（表 4.3.1）は、トロンビン直接阻害薬のダビガトランで 80%、DOAC で 25〜50% である。特にダビガトランでは腎機能が低下している高齢者への使用には、注意が必要である。同様に、DOACでも薬剤ごとの注意が必要である。一方ワルファリンは、腎排泄率 1% 未満であるため、腎不全の患者にも使用できる。

出血リスクが中等度から高度の手術においてワルファリンは、最低でも術前 3 日間、DOAC は、1 日の休薬が必要である。詳しくは、https://www.j-circ.or.jp/guideline/guideline-series/〈20 冠動脈疾患〉2020 年 JCS ガイドライン フォーカスアップデート版 冠動脈疾患患者における抗血栓療法 P41 参照。

日本循環器学会 循環器病ガイドラインシリーズ https://www.j-circ.or.jp/guideline/guideline-series/

3）出血リスクと血栓リスク

「HBR（日本版高出血リスク評価基準）」によると、出血リスクが高いと報告されている患者背景には、高齢者、低体重、フレイル、透析を含む慢性腎臓病（CKD）、心不全、末梢血管疾患（PVD）などがあげられている。出血リスク因子と血栓リスク因子には共通の因子が多く、一般的に、出血リスクが高い場合には血栓リスクも高い。特にワルファリンの場合、抗凝固作用が過剰に発現して、出血傾向をきたす場合があるので、患者の自己判断による休薬や減量がないように事前に十分に説明をする必要がある。DOAC はワルファリンよりも出血の副作用が少ないとされるが、起こる可能性はある。特に消化管出血の副作用はむしろ起こりやすい。血小板数、出血時間、血小板機能、プロトロンビン時間国際標準比（PT-INR）、活性化部分トロンボプラスチン時間（APTT）、フィブリノゲン、FDP（および D-ダイマー）などのチェックを行う。服薬指導の際、「手足の点状出血」、「あおあざができやすい」、「皮下出血」、「鼻血」、「過多月経」、「歯ぐき

表 4.3.1　経口抗凝固薬の薬物動態学的特徴（各社インタビューフォームより）

	ダビガトラン	リバーロキサバン	アピキサバン	エドキサバン	ワルファリン
標的因子	トロンビン	Xa	Xa	Xa	II, VII, IX, X
生物学的利用率（%）	6.5	66〜112	50	62	〜99
最高血中濃度到達時間（tmax）（時）	0.5〜2	2〜4	1〜4	1〜1.5	0.5
トランスポーター	P-gp（消化管）	P-gp（消化管）	P-gp（消化管）	P-gp（消化管）	P-gp（肝）
蛋白結合率（%）	35	92〜95（アルブミン）	87	40〜59	97（アルブミン）
代謝	グルクロン酸抱合	CYP3A4/CYP2J2	CYP3A4	CYP3A4（< 10%）	S体：CYP2C9 R体：1A2、3A4
腎排泄率（%）	80	33	25	50	< 1
除去半減期（$t_{1/2}$）（時）	12〜14	9〜13	8〜15	6〜11	55〜133
プロドラッグ	○	×	×	×	×

[出典：日本循環器学会/日本不整脈心電学会．2020 年改訂版 不整脈薬物治療ガイドライン．https://www.j-circ.or.jp/cms/wp-content/uploads/2020/01/JCS2020_Ono.pdf．2023 年 4 月閲覧]

の出血」などの自覚症状の確認から、早期に出血傾向に気づくことが重要である。

（1）代表的な出血部位による自覚症状
・　頭蓋内出血：吐き気、めまい、頭痛、項部硬直、意識障害、麻痺、視力障害、感覚障害など。
・　消化器系出血：食欲不振、腹痛、吐き気、腹部膨満感などの症状があり、進行すると大量下血や吐血がみられる。
・　泌尿器系出血：顕在化する前には頻尿、排尿時痛、下腹部痛の症状がみられ、進行すると肉眼的血尿が出現する。
・　眼部出血：初期には目がかすむなどの症状があり、進行すると視力障害が出現する。重症の場合は失明の危険性がある。
・　呼吸器系出血：血痰、咳、胸痛、呼吸困難などがあり、進行すると喀血が出現する。

（重篤副作用疾患別対応マニュアル　厚生労働省より）

4）症例～併用薬との相互作用によりワルファリンの作用が増強した患者～
　心房細動による心原性脳塞栓症の予防目的でワルファリンを服用していた患者に対し、転移性大腸がん治療を目的としてカペシタビンが開始されたことで、カペシタビンとの相互作用によりワルファリンの作用が増強をきたした症例である。

（1）患者情報
【患者】81 歳、男性
【背景・経緯】
　心房細動による心原性脳塞栓症の予防目的で 60 歳からA病院で処方されたワルファリンを長期服用中でPT-INR は治療域（1.6～2.6）で安定していた。
　便通異常を主訴にB病院を受診し転移性大腸がんと診断され、1 週間前よりカペシタビンの投与を開始した。患者はカペシタビンを始めてから歯ぐきからの出血がなかなか止まらず血の味がずっとしていることを心配し、かかりつけ薬局に相談のため来局した。
　薬剤師はカペシタビンとの相互作用によりワルファリンの作用が増強をきたした可能性を疑い、患者の同意のもと患者自身に PT-INR 簡易迅速測定装置を用いて PT-INR を測ってもらった（PT-INR 3.2）。
【主訴】カペシタビンを服用し始めてから歯ぐきからの出血がなかなか止まらず血の味がずっとしている。
【家族歴】なし
【生活歴】毎日のウオーキングが日課で健康には気を使っている
【社会歴】65 歳まで事務職、現在は無職
【既往歴】心房細動、大腸がん

【アレルギー歴・副作用歴】なし

【OTC・健康食品】なし

【病識・コンプライアンス】良好

【体型】身長 170 cm、体重 55 kg、BMI 19.0

【身体所見】歯ぐきからの出血がなかなか止まらない

【処方情報】

   A病院　ワルファリンカリウム錠 1　mg　2.5 錠　1 日 1 回　朝食後

   B病院　カペシタビン錠 300 mg　1 回 1 錠　1 日 2 回　朝夕食後

【測定値】PT-INR 3.2

(2) 問題リスト

　この患者の問題点として、「#1：ワルファリンの作用増強（歯ぐきからの出血がなかなか止ま らない・PT-INR 3.2）がある」をとりあげる。

(3) SOAP チャート

#1：ワルファリンの作用増強（歯ぐきからの出血がなかなか止まらない・PT-INR 3.2）の疑
　　いがある

S　　Subjective data（主観的情報）

- カペシタビンを始めてから歯ぐきからの出血がなかなか止まらない。
- 薬はすべて服用している。
- OTC・健康食品は服用していない。
- 納豆、青汁、クロレラなどのビタミン K を多く含む食品は食べてない。
- 毎日のウオーキングが日課で健康には気を使っている。

O　　Objective data（客観的情報）

【患者】81 歳、男性、身長 170 cm、体重 55 kg、BMI 19.0

【生活歴】運動習慣があり健康管理をしている

【身体所見】歯ぐきからの出血がある

【アレルギー歴・副作用歴】なし

【測定値】PT-INR 3.2

【処方情報】

   A病院　ワルファリンカリウム錠 1　mg　2.5 錠　1 日 1 回　朝食後

   B病院　カペシタビン錠 300 mg　1 錠　1 日 2 回　朝夕食後

A　Assessment（評価）

カペシタビンとの相互作用によりワルファリンの作用が増強をきたした可能性がある

【身体所見】歯ぐきからの出血がなかなか止まらない

【測定値】PT-INR 3.2

【処方薬】カペシタビンが、肝薬物代謝酵素 CYP2C9 を阻害することにより、ワルファリンの作用を増強したと考えられる。添付文章においてワルファリンとカペシタビンは併用注意であり、併用する場合には血液凝固能検査を定期的に行い、必要に応じ適切な処置を行うようにと警告されている。

P　Plan（計画）

・　ワルファリンの減量を検討：カペシタビンは継続して服用する必要があるため、医師にワルファリンの減量を提案し、定期的な血液凝固能検査の実施を促す。

4．ジギタリス製剤

1）ジギタリス製剤の概要

　ジギタリスは心収縮力増強作用を有し、古くから心不全の治療に用いられてきた。また、房室伝導を抑制する作用をあわせもつことから、心房細動の心拍数調節（レートコントロール）薬としても使用される。近年は、心不全患者に対する投与に予後改善効果を認めなかったこと、心房細動のレートコントロールでは、β遮断薬やカルシウム拮抗薬がジギタリスに比べ安全性に優れることから、使用機会は減少している。

　ジギタリスは、細胞膜に存在する Na^+-K^+ATPase を阻害し、細胞内の Na^+ 濃度を上昇させる。その結果、Na^+-Ca^{2+} 交換体による細胞外への Na^+ 排出と Ca^{2+} 取り込みが促進される。これにより細胞内 Ca^{2+} 濃度が上昇し強心作用をもたらす。心筋細胞以外における Na^+-K^+ATPase 阻害による細胞内 Ca^{2+} 濃度の上昇は、神経伝達物質の放出促進につながる。理由は明らかではないが、交感神経と副交感神経に作用するジギタリス濃度には差があり、治療域濃度では副交感神経の活性化が主に生じる。その結果、心房細動時に房室伝導を抑制し、心室レートコントロールに有効となる。

2）ジギタリス中毒

　ジギタリスは治療域と中毒域の血中濃度が接近ないし重複しているため、中毒には注意が必

要である。ジギタリス中毒では以下のような有害事象が発生する。

（1）不整脈

　ジギタリス中毒で特に問題となるのが、不整脈である。低濃度では副交感神経活性化による洞性徐脈、房室ブロックなどの徐脈性不整脈、高濃度では、Ca^{2+}過負荷、交感神経活性亢進による心室期外収縮、心室頻拍（VT）など様々な頻脈性不整脈が生じ得る。また、房室ブロックを伴う心房頻拍（PAT with block）はジギタリス中毒の時にみられる特徴的な不整脈であり（図4.4.1）、心房の自動能、すなわち洞結節からの刺激無しに収縮する能力が亢進していることに起因する。心房収縮は 150〜220 回／分程度であり、その多くは２：１の房室ブロックを伴っているので心拍数はその１／２となる。なお、ジギタリス中毒との関連はないが、心電図における ST 部分が下に凸の盆状に低下する盆状 ST 低下はジギタリス服用中の患者でよく認められる（図4.4.2）。

（2）消化器症状

　ジギタリス中毒では、副交感神経（迷走神経）への影響を介して食欲不振・悪心・嘔吐等の消化器症状が生じる。消化器症状は、ジギタリス中毒の初期症状として出現しやすい。

（3）精神神経症状

　初期症状として消化器症状の他に、視覚異常（光がないのにちらちら見える、黄視、緑視、複視等）、精神神経系症状（めまい、頭痛、失見当識など）があらわれることがある。

３）中毒への対応

　治療薬物モニタリング（Therapeutic Drug Monitoring：TDM）により用量調整を行うことで、ジギタリス中毒を減少させることが示されている。一方、血中濃度が治療域であっても中毒症状をきたすことがある点には注意を要する。急性中毒では心筋、骨格筋の Na^+-K^+ATPase を抑制するため、細胞外 K^+ 濃度が上昇し、高カリウム血症をきたす。高カリウム血症はジギタ

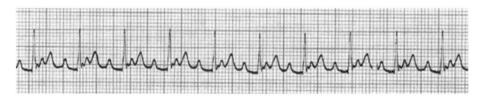

図 4.4.1　房室ブロックを伴う心房頻拍（PAT with block）

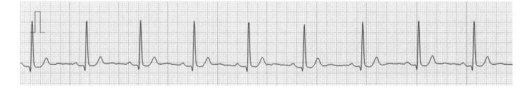

図 4.4.2　盆状 ST 低下

リス中毒の重症度と相関し、予後予測因子となる。慢性中毒では、低カリウム血症、低マグネシウム血症、高カルシウム血症が見られるため適宜補正を行う。ジギタリス中毒による高カリウム血症では、炭酸水素ナトリウム・グルコース・インスリン療法を行う。心停止、治療抵抗性の致死性不整脈などには経皮的心肺補助装置（PCPS）も考慮する。

4）症例〜ジギタリス中毒をきたした在宅療養患者〜

　さまざまな場面でジギタリスは第一選択からはずれ、処方される機会は減少したと考えられる。しかし、喘息や慢性閉塞性肺疾患（COPD）、心不全増悪など、β遮断薬が投与できない状況では必要となる薬剤であり、適応や処方時の注意を知っておくことが大切である。

（1）患者情報

【患者】 78歳、女性

【背景・経緯】

　施設にて介護を受けながら生活されている方。伝い歩きにより自室内に設置されたポータブルトイレへの移動は可能で、食事も自分で摂っている。高血圧、心房細動の治療を行っており、1ヵ月前には下腿浮腫が認められたためフロセミドが追加となっている。

　7日ほど前から食欲が低下しており、昨日より動悸の訴えがある。薬剤師は患者居室を訪問の際、血圧、心電図を測定した（血圧138／82 mmHg、心電図は図4.4.1）。出血傾向は認められない。

【主訴】 動悸

【家族歴】 父親　高血圧

【社会歴】 喫煙歴なし、飲酒無し、老人施設で生活している

【既往歴】 高血圧、心房細動

【アレルギー歴・副作用歴】 なし

【OTC・健康食品】 なし

【病識・コンプライアンス】 良好

【体型】 身長155 cm、体重52 kg、BMI 21.6

【処方情報】 A病院

　　　アムロジピン錠5 mg　　1回1錠　1日1回　朝食後

　　　カンデサルタン錠4 mg　　1回1錠　1日1回　朝食後

　　　エドキサバン錠30 mg　　1回1錠　1日1回　朝食後

　　　メチルジゴキシン錠0.1 mg　　1回1錠　1日1回　朝食後

　　　フロセミド錠20 mg　　1回1錠　1日1回　朝食後

【測定値】 血圧138／82 mmHg、脈拍110回／分、心電図は図4.4.1）

（2）問題リスト

　この患者の問題点として、「#1：ジギタリス中毒疑い（動悸・食欲不振）がある」をとりあげる。

（3）SOAP チャート

　#1：ジギタリス中毒疑い（動悸・食欲不振）がある

S　Subjective data（主観的情報）

・　動悸がする
・　7日前から食欲不振
・　薬はすべて服用している。

O　Objective data（客観的情報）

【患者】78歳、女性、身長155 cm、体重52 kg、BMI 21.6
【身体所見】出血傾向を認めない
【アレルギー歴・副作用歴】なし
【測定値】血圧138／82 mmHg、心拍数100回／分（図4.4.1より）
【心電図】図4.4.1
【処方情報】

　　　　　アムロジピン錠5 mg　　1回1錠　1日1回　朝食後
　　　　　カンデサルタン錠4 mg　　1回1錠　1日1回　朝食後
　　　　　エドキサバン錠30 mg　　1回1錠　1日1回　朝食後
　　　　　メチルジゴキシン錠0.1 mg　　1回1錠　1日1回　朝食後
　　　　　（浮腫に対し1ヵ月前から）フロセミド錠20 mg　1回1錠　1日1回　朝食後

A　Assessment（評価）

心電図はジギタリス中毒を示唆する所見を示している。

・　P波らしき波形が確認でき、f波（心房細動時に認められる不規則な基線の動揺）は確認できない。心房細動であればR-R間隔は不規則となるが、本症例ではR-R間隔が一定である。したがって、動悸は心房細動発作によるものではない可能性が高いと考えられる。
・　P波は180〜200回／分で出現しているが、ブロックを伴っており心拍数は110回／分となっている（ブロックを伴う心房頻拍）。

- 利尿薬を服用や食欲低下は低カリウム血症の原因となる場合があり、ジギタリス中毒の誘因となった可能性がある。
- ジギタリス中毒であれば、速やかな入院・加療が必要となる。

P　Plan（計画）

【ジギタリス中毒の疑い】かかりつけの病院（A 病院）の主治医へは、ジギタリス中毒の疑いがある旨をこれまでの状況とともに伝える。ジギタリスの血中濃度（ジギタリスの血中濃度は評価すべきだが、それのみに頼って、中毒の有無を判断してはならない。）に加え、血清カリウム濃度もチェックするよう提案する。

5．免疫抑制薬 1

　免疫抑制薬は、移植した臓器や組織に対する拒絶反応の抑制や自己免疫疾患の治療に使用される。本稿では、抗リウマチ薬であるメトトレキサート（Methotrexate：MTX）を、免疫抑制薬の一例として紹介する。

1）関節リウマチ（rheumatoid arthritis：RA）概論

　RA は関節炎を主徴とする慢性炎症疾患であり、関節炎が遷延すると関節破壊が進行し、関節の変形、QOL の低下をきたす。主な症状は、関節の痛みや腫れ、朝のこわばりなどである。また皮膚（皮下結節など）、眼、肺、神経、血管などの関節以外の臓器にも病変が波及しうる全身性疾患でもあり、全身倦怠感や微熱、食欲低下などの症状が出ることがある。関節外病変が進行すると感染症、心血管病変などにより、生命予後にも影響が及ぶ。女性は男性のおよそ 4 倍多く、40〜60 歳代での発症が多いが、高齢で発症することもある。

　RA は、痛みや腫れのある関節の数と部位、RF（rheumatoid factor）や抗 CCP（cyclic citrullinated peptide）抗体の有無、炎症反応の有無、症状持続期間をスコア化して総合的に診断される。RA の原因は不明であるため、RA の原因を取り除く根治療法はない。RA の治療において最も重要なことは、関節の炎症を抑え、関節破壊の進行を止めることである。MTX などの抗リウマチ薬や生物学的製剤を積極的に使うことにより患者の QOL を維持し、寛解を導くことが治療の目標である。関節の変形、破壊が進行した場合には、人工関節置換術などの外科的治療も行われる。生活上の注意点としては、症状が強い時は、安静、関節の保護が重要である。症状が落ち着いたら、適度な運動やリハビリテーションを行い、筋力や関節の動きを維持する。

２）薬物療法

MTX を基本的な薬剤として使用する。MTX 単剤使用で効果が不十分な場合は、ブシラミン、タクロリムスなどの抗リウマチ薬を併用する。効果が不十分な場合は、インフリキシマブやエタネルセプトなどの生物学的製剤と MTX の併用または生物学的製剤単剤による治療を検討する。

３）ハイリスク薬としてのメトトレキサート（MTX）の服薬管理

MTX はハイリスク薬に指定されている。MTX の開始後や増量後 1 ヵ月程度は、消化器症状（口内炎、下痢、食思不振）、肝障害など用量依存性の副作用が出現する可能性があるので注意を要する。MTX の服用量が安定すると、受診は 2 ～ 3 ヵ月間隔となる場合もあるため、重篤な副作用である骨髄障害、感染症、間質性肺炎の初期症状を見逃さないことが重要である。副作用の症状が出現した時には速やかに MTX を中止し、精査する必要があるが、発熱を伴わない軽度の咳嗽のみでは安易に MTX を中止すべきではない。

高齢者は潜在的に腎機能が低下していることが多く、発熱、嘔吐、下痢、摂食不良などにより脱水となることがあるため注意が必要である。脱水により MTX 血中濃度が中毒域まで上昇し、骨髄障害が急速に出現する場合がある。この際、口内炎や咽頭痛などを伴うことが多い。骨髄障害による死亡例において、70 歳以上の高齢者は 65％を占めている。

MTX は休薬期間が必要な薬剤であるが、連日服用が指示され、骨髄障害や肝障害が発症した事例が複数報告されていることから、厚生労働省は医療事故防止の注意喚起を行っている。休薬期間を遵守できているか確認が必要である。また MTX による副作用の予防のため、葉酸の併用が推奨されている。

４）症例〜関節リウマチ治療中に出現したメトトレキサート（MTX）の副作用が疑われる症状への対応〜

MTX による骨髄障害、間質性肺炎の疑いがある症状が出現した症例である。

（1）患者情報

【患者】65 歳、女性

【背景・経緯】

半年前に両手指関節に 1 時間以上に及ぶ朝のこわばりと疼痛、腫脹が出現、両膝関節にも疼痛が出現し、医療機関を受診したところ、RA の診断を受けた。MTX を 4 mg／週から投与開始となり、8 mg／週まで増量後、RA の活動性はコントロールされ、寛解状態に近い症状に改善した。8 月に入った 2 週間前から農作業が忙しくなり、口内炎による痛みが 1 週間前からあったが受診していない。2 日前から微熱と倦怠感があったが、農繁期のため、炎天下で農作業を続けていた。今朝、農作業中に咳と軽度の息苦しさが現れて不安を感じ、自宅近くにある薬局に相談に来た。応対した薬剤師は、血圧、脈拍、呼吸数、SpO₂を測定し、呼吸音を聴取した。

さらに、眼瞼結膜、眼球結膜、皮膚、爪床の性状を目視で観察し、身体所見の情報を収集した。

【主訴】口内炎（1週間前から）、微熱、倦怠感（2日前から）、咳嗽と軽度の息苦しさ（今朝から）

【家族歴】父親　高血圧

【生活歴】毎日農作業に従事している。RA診断後は、軽作業を中心に行っている。

【社会歴】専業農家（40年間）

【既往歴】なし

【アレルギー歴・副作用歴】なし

【OTC・健康食品】なし

【病識・コンプライアンス】良好

【体型】身長150 cm、体重37 kg

【身体所見】両肺野呼吸音減弱と捻髪音を聴取、眼瞼結膜僅かに蒼白、眼球結膜と皮膚に黄染なし、手掌皮膚のしわの色調は蒼白、爪床の色調は蒼白。

【処方情報】メトトレキサート錠2 mg　1回2錠　1日1回　朝食後　週1回　水曜日
　　　　　以後、木曜日朝食後まで12時間間隔で1回1錠を服用
　　　　　フォリアミン錠5 mg　　1回1錠　1日1回　朝食後　週1回　土曜日

【測定値】血圧150／84 mmHg、脈拍88回／分整、呼吸数20回／分、SpO$_2$ 92%

（2）問題リスト

　この患者の問題点として、「#1：MTXの副作用が疑われる症状（口内炎、微熱と倦怠感、咳嗽と軽度の息苦しさ）がある」をとりあげる。

（3）SOAPチャート

#1：MTXの副作用が疑われる症状（口内炎、微熱と倦怠感、咳嗽と軽度の息苦しさ）がある

S　Subjective data（主観的情報）

・　炎天下での農作業。
・　口内炎（1週間前から）を発症し、痛みがある。
・　微熱と倦怠感（2日前から）ある。
・　咳嗽と軽度の息苦しさ（今朝から）が出現し、不安を感じている。

O　Objective data（客観的情報）

【患者】65歳
【体型】体重37 kg

【身体所見】両肺野呼吸音減弱と僅かに捻髪音を聴取、眼瞼結膜僅かに蒼白、手掌皮膚のしわの色調は蒼白、爪床の色調は蒼白。

【処方情報】メトトレキサート錠2 mg　1回2錠　1日1回　朝食後　週1回　水曜日　以後、木曜日朝食後まで12時間間隔で1回1錠を服用

　フォリアミン錠5 mg　　1回1錠　1日1回　朝食後　週1回　土曜日

【測定値】SpO$_2$ 92%

A　Assessment（評価）

　脱水状態に伴いMTX血中濃度が上昇し、骨髄障害に伴う呼吸器感染症または間質性肺炎を発症した疑いがある。

【生活状況】⇒脱水状態の危険性がある
- 炎天下での農作業に従事。

【身体所見】⇒MTXの副作用である骨髄障害と間質性肺炎の疑いあり
- 眼瞼結膜僅かに蒼白、手掌皮膚のしわの色調は蒼白、爪床の色調は蒼白→貧血の疑い
- 口内炎あり→MTXの副作用である骨髄障害の随伴症状の疑い
- 両肺野呼吸音減弱と僅かに捻髪音を聴取→間質性肺炎の疑い

【主訴】⇒MTXの副作用である呼吸器感染症または間質性肺炎の症状
　微熱と倦怠感あり、咳嗽と軽度の息苦しさあり。

【測定値】SpO$_2$ 92%⇒肺機能低下の疑い

P　Plan（計画）

　MTXによる骨髄障害、間質性肺炎はしばしば致死的となるため、発見後は速やかに受診勧奨する。

1．直ちに病院を受診するように強く勧め、必要であればタクシーを手配する。
2．受診する病院に、脱水状態に伴いMTX血中濃度が上昇し、骨髄障害に伴う呼吸器感染症または間質性肺炎を発症した疑いがあることを電話で連絡する。
3．脱水症状を緩和させるために経口補水液などによる水分補給を勧める。

6．免疫抑制薬2

1）ネフローゼ症候群の概論

　ネフローゼ症候群は、腎糸球体係蹄障害による蛋白透過性亢進に基づく大量の尿蛋白漏出と、

これに伴う低蛋白（低アルブミン）血症を特徴とする疾患群である。ネフローゼ症候群では高度の尿蛋白、低アルブミン血症・低蛋白血症、そして浮腫、腎機能低下、脂質異常症、凝固線溶系異常、免疫異常症などを呈する。原発性ネフローゼ症候群は病理的に微小変化型ネフローゼ症候群、巣状分節性糸球体硬化症、膜性腎症および増殖性糸球体腎炎に分類され、微小変化型ネフローゼ症候群が全体の約 40%を占め最も多い。ネフローゼ症候群の診断基準を表 4.6.1 に示す。尿の泡立ちや下腿浮腫などの非特異的な症状の後に、尿量減少、全身浮腫、体重増加、悪心、嘔吐、下痢などの症状が出現することがある。

２）治療と管理

　ネフローゼ症候群診断後の初期治療は副腎皮質ステロイド薬を単独で使用する。ネフローゼ症候群の病状、患者の全身状態などを総合的に判断して、副腎皮質ステロイド薬の投与量が決められる。初期投与はプレドニゾロン 30～60 mg／日（0.5～1.0 mg／kg 体重／日）程度で開始し（最大 60 mg／日）、尿蛋白の反応をみながら４～８週間継続後、漸減する。漸減速度は症例によって調節するが、高用量投与時は速やかに（５～10 mg／２～４週）、低用量になれば緩徐に（１～５mg／３ヵ月）行う。通常量の副腎皮質ステロイド薬で寛解導入が困難な症例では、ステロイドパルス療法（メチルプレドニゾロン 500～1,000 mg／日を１～２時間程度かけて点滴、３日間連続投与）が行われることがある。その後の再発例やステロイド抵抗例に対しては副腎皮質ステロイド薬に加えて、免疫抑制薬であるカルシニューリン阻害薬［シクロスポリン（CyA）、タクロリムス（TAC）］、アザチオプリン、ミゾリビン、シクロホスファミド、ミコフェノール酸モフェチル、リツキシマブなどを追加する。食事療法として、食塩制限は浮腫を軽減するために必要である。安静・運動制限の有効性は明らかでない。副腎皮質ステロイド薬・免疫抑制薬で治療中のネフローゼ症候群では、感染リスクに応じて肺炎球菌ワクチンおよびインフルエンザワクチンの接種を推奨する（図 4.6.1）。

表 4.6.1　成人ネフローゼ症候群の診断基準

1　蛋白尿：3.5 g／日以上が持続する。 　　（随時尿において尿蛋白・クレアチニン比が 3.5 g／gCr 以上の場合もこれに準ずる） 2　低アルブミン血症：血清アルブミン値 3.0 g／dL 以下。血清総蛋白量 6.0 g／dL 以下も参考になる。 3　浮腫。 4　脂質異常症（高 LDL コレステロール血症）。

注：1）上記の尿蛋白量、低アルブミン血症（低蛋白血症）の両所見を認めることが本症候群の診断の必須条件である
　　2）浮腫、脂質異常症は本症候群の必須条件ではない
　［出典：厚生労働科学研究費補助金難治性疾患等政策研究事業（難治性疾患政策研究事業）「難治性腎障害に関する調査研究」班（2020）エビデンスに基づくネフローゼ症候群診療ガイドライン 2020、東京医学社、p1（一部省略）］

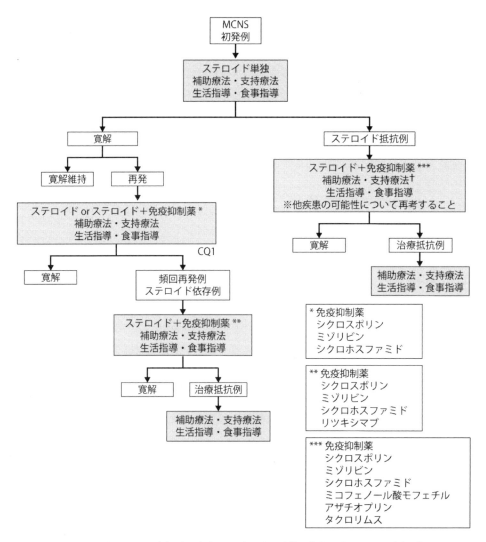

図 4.6.1　ネフローゼ症候群の治療アルゴリズム（微小変化型ネフローゼ症候群）
［出典：厚生労働科学研究費補助金難治性疾患等政策研究事業（難治性疾患政策研究事業）「難治性腎
　障害に関する調査研究」班（2020）エビデンスに基づくネフローゼ症候群診療ガイドライン 2020、
　東京医学社、p48］

3）カルシニューリン阻害薬の副作用と対策

　CyA と TAC の主な副作用として日和見感染症、腎障害、高血圧、中枢神経障害、振戦、肝障
害、悪心・嘔吐などがある。これらに加えて CyA は歯肉肥厚、多毛、TAC は高血糖、心不全、
不整脈などがある。日和見感染症として細菌・ウイルス（特にサイトメガロウイルス）・真菌感
染症、ニューモシスチスカリニ肺炎（PCP）などを発現することがある。発熱、倦怠感などの
症状の確認、白血球数、C 反応性タンパク、呼吸音の聴取と SpO_2 測定による肺機能の評価を
行い、感染症のスクリーニングを行う。発熱・倦怠感などの感染症症状があらわれたら、血液、
尿などの細菌培養検査、胸部の聴診、X 線検査などを実施する。CyA の薬理効果と副作用であ

る腎毒性は血中濃度に依存する。症例ごとに血中濃度を測定し、至適投与量を決める必要がある。一般製剤であれば、服用前の血中濃度（トラフ値：100〜250 ng／mL）、マイクロエマルジョン製剤であれば服用後2時間の血中濃度（C2：600〜1,200 ng／mL）を測定する。ただし測定法による誤差、吸収の違いによる個人差、病態や食事の内容、併用薬の影響などがあるため、治療効果、副作用の出現の有無を確認しながら、慎重に投与量を設定する必要がある。TACの薬理効果と副作用も血中濃度に依存する。TACの血中濃度は内服12時間後に評価する。血中濃度トラフ値を通常5〜10 ng／mLに保つようにする。腎障害については、尿量減少、体重増加、浮腫の訴えがある場合に発症を疑う。一方、開始2〜3週間以内に血圧上昇を発現することが多いため定期的に血圧を測定する必要がある。血圧上昇が持続すると、可逆性後白質脳症症候群や高血圧性脳症などの重篤な副作用の発現に至ることがあるため注意が必要である。頭痛、意識障害、視力障害、けいれんなどの症状が発現した場合には、CyAもしくはTACを減量または中止し、血圧のコントロールなどの処置を行う。そのほか、手の震え、知覚過敏（しびれ感）、めまい、頭痛、吐き気、腹痛、食欲不振、下痢などの有無を確認する。

4）症例〜副腎皮質ステロイド薬とシクロスポリンの服用によるニューモシスチスカリニ肺炎（PCP）を認める患者〜

(1) 患者情報

【患者】78歳、男性

【背景・経緯】

　ネフローゼ症候群の治療のためプレドニゾロン50 mg／日の投与が開始され、以後は20 mg／日の投与となり、CyA 150 mg／日が追加され、寛解状態になっていた。外来受診時にPCP予防のためスルファメトキサゾール／トリメトプリム（ST）合剤の内服を開始したが、薬剤性肝障害を認めたため中止していた。その後、発熱と咳嗽が発現したため、ただちに病院を受診し胸部CT検査を実施したところ、両側肺野にびまん性のすりガラス状陰影の出現を認め、血中(1→3)-β-D-グルカンが上昇したため入院となった。入院後、PCPの診断となり、プレドニゾロンを40 mg／日へ増量し、ペンタミジン150 mgの静注投与を行い、解熱、酸素化の改善、胸部X線検査での持続的な浸潤影の改善が認められ、退院となった。

【主訴】発熱、咳嗽

【生活歴】ネフローゼ症候群診断後は食事の塩分量に気を付け、過度な運動は控えている。

【既往歴】なし

【アレルギー歴・副作用歴】なし

【病識・コンプライアンス】良好

【身体所見】身長167 cm、体重42 kg、体温38.0℃、脈拍92回／分・整、血圧120／74 mmHg、呼吸数16回／分、SpO₂94%、心音・呼吸音異常なし、浮腫なし、眼瞼結膜に明らかな異常なし、眼球結膜に黄染なし。浮腫なし。リンパ節腫大なし。

【処方情報】プレドニゾロン錠 5 mg　　1回 4 錠　　1日 1回　朝食後

　　　　　シクロスポリンカプセル 25 mg　　1回 3 カプセル　　1日 2回　朝夕食後

【入院時検査所見】WBC：15,400／μL（neut：90%、eos：0 %、lymph：4 %、mono：3 %）、
Hb：14.8 g／dL、PLT：20.0×10⁴／μL、Alb：3.2 g／dL、AST：26 IU／L、ALT：32 IU
／L、LDH：384 IU／L、BUN：25 mg／dl、Cr：1.1 mg／dL、CRP：5.65 mg／dL、（1
→3)-β-D-グルカン：273.2 pg／mL、シクロスポリン血中濃度服用前（トラフ値）：77.7 ng
／mL　服用後 2 時間（C2）：713.8 ng／mL

【画像所見】胸部 X 線および胸部 CT では両側肺にびまん性のすりガラス状陰影を認めた。

【気管支鏡検査所見】気管支肺胞洗浄液のニューモシスチスカリニ PCR 検査は陽性

(2) 問題リスト

　この患者の問題点として「#1：ニューモシスチスカリニ肺炎を疑う症状がある」をとりあげる。

(3) SOAP チャート

　#1：ニューモシスチスカリニ肺炎を疑う症状がある

S　Subjective data（主観的情報）

ネフローゼ症候群の症状はコントロールされ、寛解状態になっていた。

【主訴】発熱、咳嗽

O　Objective data（客観的情報）

【身体所見】身長 167 cm、体重 42 kg、体温 38.0℃、脈拍 92 回／分・整、血圧 120／74
mmHg、呼吸数 16 回／分、SpO₂ 94%、心音・呼吸音異常なし、浮腫なし、眼瞼結膜に
明らかな異常なし、眼球結膜に黄染なし。浮腫なし。リンパ節腫大なし。

【処方情報】プレドニゾロン錠 5 mg　　1回 4 錠　　1日 1回　朝食後

　　　　　シクロスポリンカプセル 25 mg　　1回 3 カプセル　　1日 2回　朝夕食後

【入院時検査所見】WBC：15,400／μL（neut：90%、eos：0 %、lymph：4 %、mono：
3 %）、Hb：14.8 g／dL、PLT：20.0×10⁴／μL、Alb：3.2 g／dL、AST：26 IU／L、
ALT：32 IU／L、LDH：384 IU／L、BUN：25 mg／dL、Cr：1.1 mg／dL、CRP：5.65
mg／dL、（1→3)-β-D-グルカン：273.2 pg／mL、シクロスポリン血中濃度服用前（ト
ラフ値）：77.7 ng／mL　服用後 2 時間（C2）：713.8 ng／mL

【画像所見】胸部 X 線および胸部 CT では両側肺にびまん性のすりガラス状陰影を認めた。

【気管支鏡検査所見】気管支肺胞洗浄液のニューモシスチスカリニ PCR 検査は陽性

A　Assessment（評価）

【主訴】発熱、咳嗽　⇒呼吸器感染症の疑い

【入院時検査所見】WBC：15,400／μL（neut：90%）、CRP：5.65 mg／dL、（1→3)-β-D-グルカン：273.2 pg／mL増加　⇒真菌感染症の所見

　　　SpO₂ 94%　⇒肺機能低下

【処方薬】

　　　プレドニゾロン　⇒副作用にPCPなどの日和見感染症がある

　　　CyA　⇒副作用にPCPなどの日和見感染症がある

　　　PCP予防のためのST合剤は薬剤性肝障害のため中止していた

【画像所見】胸部X線および胸部CTでは両側肺にびまん性のすりガラス状陰影⇒感染性肺炎の疑い

【気管支鏡検査所見】気管支肺胞洗浄液のニューモシスチスカリニPCR検査は陽性　⇒PCP

以上の所見から、PCPを発現していると考えられる。

P　Plan（計画）

　ペンタミジンなどによる治療を直ちに開始する：副腎皮質ステロイド薬と免疫抑制薬によるPCPなどの日和見感染症は重症化する恐れがあり、適切な治療が遅れると予後が悪化することが知られている。ST合剤にて薬剤性肝障害をきたした既往があるため、ペンタミジンなどによる治療を直ちに開始する必要がある。

7．抗悪性腫瘍薬

1）抗悪性腫瘍薬概論

　近年、分子標的薬を中心に抗悪性腫瘍薬が多くのがん種の標準療法として使用されることになってきている。抗悪性腫瘍薬による副作用は、分子標的薬や免疫チェックポイント阻害薬の登場に伴い、従来の殺細胞性抗悪性腫瘍薬が原因のものより複雑化し、適切に評価・管理することが必要である。

　抗悪性腫瘍薬の副作用は多岐にわたるため、薬剤ごとに起こりやすい副作用を理解しその発現を予測する。また患者が自分でわかる（自覚できる）副作用と検査でわかる（自覚しづらい）副作用に分けられ、副作用の発現時期を理解しておく（図4.7.1）。

　副作用を的確にモニタリングするためには、治療開始後に、副作用発現時の重症度を考慮して、

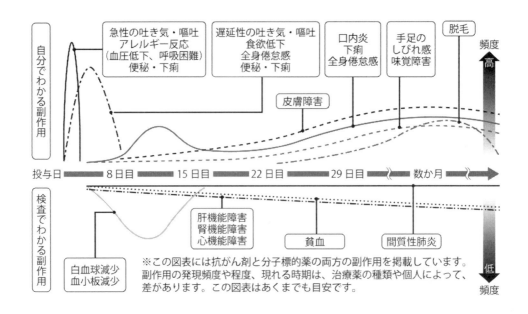

図 4.7.1. 抗悪性腫瘍薬の副作用と発現時期
［出典：もっと知ってほしい大腸がんのこと 2022 年改訂、認定 NPO 法人キャンサーネットジャパン］

〈カラー画像〉

迅速に対応できるように薬剤ごとの発現割合とその発現時期、治療法を準備しておく。副作用の重症度は、National Cancer Institute（NCI）が提唱し、世界的に使用されている有害事象共通用語基準（CTCAE）を使用することが多い。重症度を多職種間で共有することが重要である。

　抗悪性腫瘍薬による副作用のうち、分子標的薬では発現割合が高く重要なものに皮膚障害、頻度は高くないが重篤な間質性肺炎がある（図 4.7.1）。これらの副作用は予防、早期発見と早期治療が必要であり、フィジカルアセスメントの実施が役立つ。本稿では、皮膚障害（発疹、手足症候群）と間質性肺炎（肺臓炎、胞隔炎、肺線維症）の評価ポイントと対策について取り上げる。

２）抗悪性腫瘍薬による皮膚障害

（1）発疹の評価ポイントと対策

　抗悪性腫瘍薬のうち Epidermal growth factor receptor（EGFR）阻害薬では皮膚症状が高発現し、多様な症状を呈する。投与開始後 1 ～ 4 週間でざ瘡様皮疹が発現する。3 ～ 5 週で皮膚乾燥を伴い、手の指先にひび割れを生じ、4 ～ 8 週で爪囲炎が発現するようになり、日常生活に支障をきたす（表 4.7.1、表 4.7.2）。発疹の予防的治療として EGFR 阻害薬の治療開始日からミノサイクリン（100～200 mg／日、分 2）の内服とヘパリン類似物質などの保湿剤の塗布を開始する。ステロイド外用薬についても、EGFR 阻害薬投与開始時にあらかじめ処方しておき、皮疹発現時から塗布を開始できるようにしておく。ざ瘡様皮疹の治療にはミノサイクリン

内服とステロイド外用薬塗布を行う。皮膚乾燥に対してはヘパリン類似物質などの保湿剤を使用し、そう痒を伴う場合には抗ヒスタミン薬の内服も行う。爪囲炎に対しては、ストロング以上のステロイド外用薬の塗布を行う。抗悪性腫瘍薬による発疹の確認には、年齢、性別、発症時期、経過を確認する。発疹の部位、分布、形状とその広がり、かゆみ、痛みの有無を確認する。皮脂腺の多い頭皮、顔面、前胸部、背中に発現することが多い。EGFR 阻害薬による発疹は多様な症状を呈し、投与開始後の発疹の発現率や発現時期にはバラつきがあるため、時期のみで判断することは難しいが、発疹の特徴を理解して EGFR 阻害薬に関連した発疹かどうかを鑑別する必要がある（表 4.7.3）。中毒性表皮壊死症などの重症性発疹も考え、発熱・咽頭痛がないか確認する。

表 4.7.1　EGFR 阻害薬による皮膚症状の経過

	ざ瘡様皮疹	皮膚乾燥・亀裂	爪囲炎
発現時期	1〜4 週	3〜5 週	4〜8 週
Grade 1			
Grade 2			
Grade 3			

[出典：武田薬品工業株式会社（2022）ベクティビックス適正使用ガイド、p14]

表 4.7.2　皮膚症状の重症度評価

	Grade 1	Grade 2	Grade 3	Grade 4
ざ瘡様皮疹	体表面積の＜10％を占める紅色丘疹および／または膿疱で、そう痒や圧痛の有無は問わない	体表面積の 10〜30％を占める紅色丘疹および／または膿疱で、そう痒や圧痛の有無は問わない；社会心理学的な影響を伴う；身の回り以外の日常生活動作の制限	体表面積の＞30％を占める紅色丘疹および／または膿疱で、そう痒や圧痛の有無は問わない；身の回り以外の日常生活動作の制限；経口抗菌薬を要する局所の重複感染	紅色丘疹および／または膿疱が体表のどの程度の面積を占めるかによらず、掻痒や圧痛の有無も問わないが静注抗菌薬を要する広範囲の局所の二次感染を伴う；生命を脅かす
皮膚乾燥・亀裂	体表面積の＜10％を占め、紅斑やそう痒は伴わない	体表面積の 10-30％を占め、紅斑またはそう痒を伴う；身の回り以外の日常生活動作の制限	体表面積の＞30％を占め、そう痒を伴う；身の回りの日常生活動作の制限	（定義なし）
爪囲炎	爪壁の浮腫や紅斑；角質の剥離	局所的治療を要する；内服治療を要する；疼痛を伴う爪壁の浮腫や紅斑；滲出液や爪の分離を伴う；身の回り以外の日常生活動作の制限	外科的処置を要する；抗菌薬の静脈内投与を要する；身の回りの日常生活動作の制限	（定義なし）

［出典：有害事象共通用語基準 v5.0 日本語訳 JCOG 版（Grade 5 は除く）］

表 4.7.3　抗悪性腫瘍薬による発疹の発現割合と好発時期

抗悪性腫瘍薬	発現割合 全 Grade（≧Grade 3）	好発時期
ゲフィチニブ	71％（5％）	投与開始から 165 日後
エルロチニブ	76％（9％）	投与開始から 25 日以内
アファチニブ	89％（16％）	投与開始から 14 日以内
セツキシマブ	88％（12％）	投与開始から 7 日
パニツムマブ	51％（6％）	投与開始から 2〜3 週間
ラパチニブ	27％（1％）	2〜175 日

［出典：医薬品添付文書、インタビューフォーム、適正使用ガイド等より著者作成］

（2）手足症候群の評価ポイントと対策

　手足症候群（HFS）は、手掌や足底を中心に、左右対称に有痛性の浮腫性紅斑を生じる病態である。手足のしびれや痛みなどの異常感覚、紅斑、浮腫、色素沈着、角化、亀裂、水疱、爪の変形がみられる（図 4.7.2）。HFS の重症度（表 4.7.4）と発現時期を把握するとともに、症状が現れたら保清や保湿、保護、刺激除去などの対策をとること、手足への長時間の加圧や加重を避けることが重要となる。症状の予防に、尿素配合クリームが有効であることや、Grade 2 以上の HFS が発現した場合はストロング以上のステロイド外用薬を使用する。原因薬剤により初期の皮膚症状および所見、発現時期は異なる（表 4.7.5）。フッ化ピリミジン系薬では、早期にしびれ、異常感覚が生じる。皮膚症状として、びまん性紅斑や色素沈着がみられ、進行すると疼痛を訴え、角化や亀裂が生じ、重篤な場合は水疱やびらんを形成する。キナーゼ阻害薬は限局性紅斑で始まることが多く、通常は疼痛を伴う。その後、角化や亀裂が生じ、重篤な

場合は水疱やびらんを形成するので、症状を見落とさないようにする。

3）抗悪性腫瘍薬による間質性肺炎（肺臓炎、胞隔炎、肺線維症）

（1）間質性肺疾患（Interstitial lung disease：ILD）の評価のポイントと対策

　間質性肺炎の発症までの期間は、細胞障害性薬剤である抗悪性腫瘍薬では数週間から数年で発症することが多いとされる。ただし、これに当てはまらない場合もあり、抗悪性腫瘍薬でも早期に発症する場合がある。分子標的治療薬であるゲフィチニブは4週間（特に2週間以内）程度にみられる事が多いことが知られている。

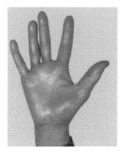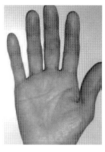

図 4.7.2　手足症候群の症状
（左：カペシタビン、右：ソラフェニブ）
［出典：重篤副作用疾患別対応マニュアル、厚生労働省、2019］

表 4.7.4　手掌・足底発赤知覚症候群の重症度評価

Grade 1	Grade 2	Grade 3	Grade 4
疼痛のともなわないわずかな皮膚の変化または皮膚炎	疼痛を伴う皮膚の変化；身の回り以外の日常生活動作の制限	疼痛を伴う高度の皮膚の変化；身の回り以外の日常生活動作の制限	（定義なし）

［出典：有害事象共通用語基準 v5.0 日本語訳 JCOG 版（Grade 5 は除く）］

表 4.7.5　抗悪性腫瘍薬による手足症候群の発現割合と好発時期

抗悪性腫瘍薬	発現割合 全 Grade（≧Grade 3）	好発時期
UFT	5%（0%）	報告なし
S-1	15%（0%）	報告なし
カペシタビン	A 法 49%（11%）、B 法 76.8%（14%）、C 法 48%（0%）	A法：43 日、B法：30 日、C法：57 日
スニチニブ	20%（5%）	投与開始から 3 ヵ月以内
ソラフェニブ	30%（6%）	投与開始から 3 週間以内
レンバチニブ	32%（3%）	投与開始から 42 日以内
アキシチニブ	27%（5%）	投与開始から 30 日以内

［出典：医薬品添付文書、インタビューフォーム、適正使用ガイド等より著者作成］

　抗悪性腫瘍薬による間質性肺炎の呼吸症状として、呼吸困難、乾性咳嗽、胸痛、喘鳴、血痰を認め、全身症状として発熱、発疹、倦怠感が見られる。また呼吸状態として、呼吸数の増加、労作後の SpO_2 の低下などが見られる。聴診では、呼吸音の左右差、捻髪音、病変が確認できるが、肺障害の初期では異常をきたさない場合が多い。画像所見として胸部 X 線、胸部 CT によるすりガラス影、浸潤影などが確認できる。血液検査所見として間質性肺炎マーカー（KL-6、SP-D）、白血球、CRP、LDH 上昇を認める。抗悪性腫瘍薬の服用後、患者が発熱、息切れ・呼

吸困難、乾性咳などを訴えた場合は、ただちに、血液検査を行い、胸部画像検査などの検索を早急に進める。抗悪性腫瘍薬投与開始後は定期的に血液検査、胸部画像を撮影し、息切れ、咳などの症状が出現した場合には、すぐに動脈血ガス分析、胸部画像検査を行う。

　すべての抗悪性腫瘍薬は ILD を発現する可能性がある。また抗悪性腫瘍薬による ILD の危険因子や増悪因子は薬剤によって異なることを理解する。ILD の非特異的な危険因子として、年齢 60 歳以上、既存の肺病変（特に間質性肺炎、肺線維症）の存在、肺手術後、呼吸機能の低下、高濃度酸素投与、肺への放射線照射、抗悪性腫瘍薬の多剤併用療法、腎障害の存在、など患者側の因子が挙げられる。ゲフィチニブによる肺障害の予後不良因子は、男性、喫煙歴、腺癌でないこと、Performance Status（PS）不良（2 以上）、間質性肺炎・肺線維症の存在、ゲムシタビンによる治療歴がないことが示されている（重篤副作用疾患別対応マニュアル、厚生労働省、2019）。

　ILD の治療として、軽症では被疑薬を直ちに中止し、中等症以上では被疑薬の中止に加え副腎皮質ステロイド薬（プレドニゾロン 0.5〜1.0 mg／kg／日で継続投与し、漸減する）による治療を行う。重症ではステロイドパルス療法（メチルプレドニゾロン 500〜1,000 mg／日×3 日間）後、維持療法（プレドニゾロン 0.5〜1.0 mg／kg／日）を実施し、漸減する。

4）症例
　－1．〜抗悪性腫瘍薬の服用による手足症候群を認める患者〜
（1）患者情報
【患者】60 歳、女性
【背景・経緯】
　右乳がん根治術後、再発予防目的で、ドキソルビシン・シクロホスファミド併用療法を実施した。術後 5 年目に頸部リンパ節転移を認め、内分泌療法でコントロールしていた。術後 7 年目に肝転移を認めカペシタビンによる治療を開始した。カペシタビン 1 回 1,657 mg／m²（2,400 mg／body）、3 週間投与 1 週間休薬。1 サイクル目内服終了時から手掌の発赤を認めたが疼痛などの症状は認めなかった。保湿剤によるハンドケアも指導。開始時からビタミン B6（ピリドキサール）（60 mg／日）連日投与を併用した。2 コース目の 10 日目頃から手掌の症状があり、生活に支障をきたしていることから、かかりつけ薬局に相談があった。
【主訴】手掌の激しい疼痛、箸が持てない、字が書きづらい、水を使えない
【生活歴】毎日農作業を行っている。乳がん診断後は、軽作業を中心に行っている。
【既往歴】なし
【アレルギー歴・副作用歴】なし
【OTC・健康食品】なし
【病識・コンプライアンス】良好
【身体所見】身長 152 cm、体重 43 kg、心音・呼吸音異常なし、浮腫なし、眼瞼結膜に明らか

な異常なし、眼球結膜に黄染なし。皮膚症状として手掌の発赤の増強と過角化、落屑を認める（Grade 3）。血圧 135／70 mmHg、脈拍 65 回／分・整、呼吸数 16 回／分、SpO$_2$ 98%

【処方情報】 カペシタビン錠 300 mg　　　1 回 4 錠　　　1 日 2 回　朝夕食後

　　　　　　ピリドキサール錠 20 mg　1 回 1 錠　　　1 日 3 回　朝昼夕食後

（2）問題リスト

　この患者の問題点として「＃1：手足症候群（HFS）を疑う症状がある」をとりあげる。

（3）SOAP チャート

＃1：手足症候群（HFS）を疑う症状がある。

S　Subjective data（主観的情報）

　1 サイクル目内服終了時から手掌の発赤を認めたが疼痛などの症状は認めなかった（Grade 1）。2 コース目の 10 日目頃から、手掌の症状が認められた。

【主訴】 手掌の激しい疼痛、箸が持てない、字が書きづらい、水を使えない。

O　Objective data（客観的情報）

【患者】 60 歳、女性

【生活歴】 毎日農作業を行っている。乳がん診断後は、軽作業を中心に行っている。

【身体所見】 身長 152 cm、体重 43 kg、心音・呼吸音異常なし、浮腫なし、眼瞼結膜は明らかな異常なし、眼球結膜に黄染なし。皮膚症状として手掌の発赤の増強と過角化、落屑を認める（Grade 3）。血圧 135／70 mmHg、脈拍 65 回／分・整、呼吸数 16 回／分、SpO$_2$ 98%

【処方情報】 カペシタビン錠 300 mg　　　1 回 4 錠　　　1 日 2 回　朝夕食後

　　　　　　ピリドキサール錠 20 mg　　1 回 1 錠　　　1 日 3 回　朝昼夕食後

A　Assessment（評価）

【主訴】 手掌の激しい疼痛、箸が持てない、字が書きづらい、水を使えない ⇒HFS を疑う症状である。

【身体所見】 疼痛を伴う手掌の発赤の増強と過角化、落屑を認める ⇒HFS（Grade 3）

【処方薬】 カペシタビン　1 回 1,250 mg／m^2、1 日 2 回、2 週投与 1 週休薬では HFS の発現まで 30 日程度、発現割合は全 Grade で 76.8%、Grade 3 以上が 13.7%である。本症例の皮膚症状の発現時期と症状は HFS と一致する。

以上の所見から、カペシタビンによる HFS（Grade 3）が発現していると考えられる。

P Plan（計画）

　HFS の発現により日常生活に支障をきたしていることから、Grade 1 に軽快するまで休薬することを主治医へ提案する：無理な治療継続は、HFS の増悪につながるため患者に休薬と HFS の治療の重要性を説明する。投与再開時には減量も提案する。HFS の症状に対しては物理的な刺激や紫外線を避け、皮膚を清潔に保つこと、皮膚を乾燥させないように保湿薬を使用することを患者へ指導する。

－2．～抗悪性腫瘍薬の服用による間質性肺炎を認める患者～

（1）患者情報

【患者】55 歳、男性

【背景・経緯】

　高血圧で通院中に肺扁平上皮癌（ステージⅣ）と診断された。治療開始のため、一次治療としてゲフィチニブ内服が開始となった。内服開始後 3 ヵ月頃より労作時呼吸困難、乾性咳嗽が出現したため、入院後、胸部 CT で右側下葉に浸潤影、両側下葉にすりガラス影、気管支肺胞洗浄液でリンパ球の著明な上昇を認め、他に明らかな原因がなく、ゲフィチニブによる間質性肺炎と診断された。入院後、ゲフィチニブを中止したが、自覚症状および画像所見ともに改善が乏しかったため、プレドニゾロン 30 mg／日で治療が開始となり、治療開始後、数日で労作時呼吸困難、乾性咳嗽も改善し、2 週間ごとにプレドニゾロンは 5 mg ずつ漸減し、胸部単純 X 線写真、CT 上も網状影は著明に改善した。

【主訴】労作時呼吸困難、乾性咳嗽

【家族歴】なし

【生活歴】喫煙歴；20 本／日×29 年、飲酒；ビール 700 mL／日

【社会歴】会社員（勤続 35 年）

【既往歴】高血圧、高尿酸血症、脂質異常症

【アレルギー歴・副作用歴】なし

【OTC・健康食品】なし

【病識・コンプライアンス】良好

【入院時身体所見】身長 165 cm、体重 53.3 kg、心雑音なし、呼吸音：両側下肺野背側から捻髪音を聴取、腹部平坦・軟、腸蠕動音減弱亢進なし・圧痛反跳痛なし、両側下腿浮腫なし、眼球結膜黄染なし、眼瞼結膜異常なし、頸部・鎖骨リンパ節腫大なし、体温 36.4℃、血圧 155／83 mmHg、脈拍 81 回／分・整、呼吸数 16 回／分、SpO₂ 98%

【処方情報】ゲフィチニブ 250 mg　　1 回 1 錠　　1 日 1 回　朝食後

【入院時検査所見】WBC：10,800／μL（neut：76%、eos：2%、lymph：19%、mono：3%）、RBC：420×10⁴／μL、Hb：13.3 g／dL、PLT：35.9×10⁴／μL、TP：7.4 g／dL、Alb：4.6 g／dL、AST：30IU／L、ALT：13 IU／L、LDH：266 IU／L、BUN：11 mg／dL、Cr：0.94 mg／dL、CRP：0.11 mg／dL、KL-6：1,139 U／mL、SP-D：367 ng／mL

【画像所見】胸部単純 X 線写真では右肺下肺野を中心に浸潤影、両側にすりガラス影を認めた。胸部 CT では右側中下葉に浸潤影、両側下葉優位にすりガラス影を認めた。

【気管支鏡検査所見】気管支肺胞洗浄液ではリンパ球分画が 96% と増加していた。

（2）問題リスト

この患者の問題点として「♯1：間質性肺炎（ILD）を疑う症状（労作時呼吸困難、乾性咳嗽）がある」をとりあげる。

（3）SOAP チャート

♯1：間質性肺炎（ILD）を疑う症状（労作時呼吸困難、乾性咳嗽）がある。

S　Subjective data（主観的情報）

肺扁平上皮癌（ステージ IV）に対してゲフィチニブが開始となった。

【主訴】労作時呼吸困難、乾性咳嗽（内服開始後 3 ヵ月）

O　Objective data（客観的情報）

【入院時身体所見】身長 165 cm、体重 53.3 kg、心雑音なし、呼吸音；両側下肺野背側から捻髪音を聴取、腹部平坦・軟、腸蠕動音減弱亢進なし・圧痛反跳痛なし、両側下腿浮腫なし、眼球結膜黄染なし、眼瞼結膜異常なし、頸部・鎖骨リンパ節腫大なし、体温 36.4℃、血圧 155／83 mmHg、脈拍 81 回／分・整、呼吸数 16 回／分、SpO₂ 98%

【処方情報】ゲフィチニブ 250 ㎎　　1 回 1 錠　　1 日 1 回　朝食後

【入院時検査所見】WBC：10,800／μL（neut：76%、eos：2%、lymph：19%、mono：3%）、RBC：420×10⁴／μL、Hb：13.3 g／dL、PLT：35.9×10⁴／μL、TP：7.4 g／dL、Alb：4.6 g／dL、AST：30IU／L、ALT：13 IU／L、LDH：266 IU／L、BUN：11 mg／dL、Cr：0.94 mg／dL、CRP：0.11 mg／dL、KL-6：1,139 U／mL、SP-D：367 ng／mL

【画像所見】胸部単純 X 線写真では右肺下肺野を中心に浸潤影、両側にすりガラス影を認める。胸部 CT では右側中下葉に浸潤影、両側下葉優位にすりガラス影を認める。

【気管支鏡検査所見】気管支肺胞洗浄液ではリンパ球分画が 96% と増加していた。

A　Assessment（評価）

【患者】55歳、男性、喫煙歴、肺扁平上皮癌　⇒ゲフィチニブによるILDの危険因子

【主訴】労作時呼吸困難、乾性咳嗽　⇒ILDの症状疑い

【入院時身体所見】

・呼吸音；両側下肺野背側から捻髪音を聴取　⇒ILDの所見

【入院時検査所見】LDH：266 IU／L、KL-6：1,139U／mL、SP-D：367 ng／mL　⇒ILD
　　の所見

【画像所見】胸部単純X線写真では右肺下肺野を中心に浸潤影、両側にすりガラス影を認め
　　た。胸部CTでは右側中下葉に浸潤影、両側下葉優位にすりガラス影を認めた　⇒ILD
　　の所見

【気管支鏡検査所見】気管支肺胞洗浄液ではリンパ球分画が96％と増加　⇒ILDの所見
　　以上の所見から、ゲフィチニブによるILDを発現している。

P　Plan（計画）

　ゲフィチニブを直ちに中止する：中止後も息切れ・呼吸困難、乾性咳などの症状を認める場
合は血液検査、胸部画像検査、動脈血ガス分析などを行う。自覚症状や画像所見ともに改善を
認めない場合は、副腎皮質ステロイドによる治療を考慮する。副腎皮質ステロイド開始後は、
ステロイド性骨粗鬆症（ビスホスホネート製剤）およびニューモシスチスカリニ肺炎（スルフ
ァメトキサゾール／トリメトプリム）予防薬の処方の有無を確認し、ステロイドによる副作用
をモニタリングする。

引用参考文献

【第1章】

箕輪良行・陣田泰子監修：Primary Nurse Series 動画でナットク！フィジカルアセスメント　早期発見からセルフケアへ、中央法規出版、2006年

【第2章】

日本高血圧学会　日本高血圧学会高血圧治療ガイドライン作成委員会編集：高血圧治療ガイドライン2019年版、ライフサイエンス出版、2019年

日野原重明：フィジカルアセスメント－ナースに必要な診断の知識と技術第4版、医学書院、2006年

厚生労働省：重篤副作用疾患別対応マニュアル　手足症候群、2010年
　https://www.mhlw.go.jp/topics/2006/11/dl/tp1122-1q01.pdf（2023.3.25 アクセス）

医療情報科学研究所編：フィジカルアセスメントがみえる　第1版、メディックメディア、2015年

日本産科婦人科学会・日本産婦人科医会編：産婦人科診療ガイドライン－産科編2020、CQ010、2020年

貞清香織 他：家庭用身体組成計の臨床利用の検討、理学療法科学33、151-154、2018年

MNA®：簡易栄養状態評価表 http://www.mna-elderly.com/forms/mini/mna_mini_japanese.pdf（2023.3.25 アクセス）

ニュートリー株式会社：Geriatric Nutritional Risk Index（GNRI）
　https://www.nutri.co.jp/nutrition/keywords/ch5-1/keyword11/（2023.3.25 アクセス）

日本循環器学会：循環器薬の薬物血中濃度モニタリングに関するガイドライン（2015年版）

大阪医療センター：心房頻拍. https://osaka.hosp.go.jp/seisaku/kakusyu/fuseimyaku/index.html（2022.9.20 アクセス）

Shinozaki K: 携帯型心電計を用いた薬局薬剤師による QT 延長薬のリスク管理. YAKUGAKU ZASSHI, 130(11), 1597-1601, 2010

重篤副作用疾患別対応マニュアル　第3集、一般財団法人日本医薬情報センター、2009年

日本循環器学会：QT 延長症候群（先天性・二次性）と Brugada 症候群の診療に関するガイドライン（2012年改訂版）

有田 眞監修：QT 間隔の診かた・考えかた、医学書院、2007年

日本呼吸器学会：Q＆A パルスオキシメータハンドブック、2014年

日本呼吸器学会：よくわかるパルスオキシメータ、2014年

日本呼吸器学会 肺生理専門委員会 呼吸機能検査ハンドブック作成委員会 編：呼吸機能検査ハンドブック、メディカルレビュー社、2021年

宝通商株式会社 ハイ・チェッカー®HP：
　http://www.takara-online.co.jp/medical/detail.php?lan=j&cno1=4&cno2=49&no=97（2023.3.25 アクセス）

Lee I, et al., Continuous glucose monitoring systems - Current status and future perspectives of the flagship technologies in biosensor research -. Biosensors and Bioelectronics, 181. 113054, 2021

日本糖尿病学会：糖尿病治療ガイド 2022-2023、文光堂、2022年

日本動脈硬化学会：動脈硬化性疾患予防ガイドライン 2022年版、レタープレス株式会社、2022年

加藤伸司、長谷川和夫ほか：改訂長谷川式簡易知能評価スケール（HDS-R）の作成、老年精神医学雑誌 2、1339-1347、1991年

Mahoney FI, Barthel DW: Functional evaluation: The Barthel Index, Md State Med J, 14. 1965

日本老年医学会：手段的日常生活動作（IADL）尺度 https://www.jpn-geriat-soc.or.jp/tool/pdf/tool_13.pdf（2023.3.25 アクセス）

日本摂食嚥下リハビリテーション学会 医療検討委員会：摂食嚥下障害の評価 2019 https://www.jsdr.or.jp/wp-content/uploads/file/doc/assessment2019-announce.pdf（2023.3.25 アクセス）

文部科学省：新体力テスト実施要項（65 歳～79 歳対象）

　https://www.mext.go.jp/a_menu/sports/stamina/03040901.htm（2023.3.25 アクセス）

日本整形外科学会：ロコモパンフレット 2020 年度版　https://locomo-joa.jp/assets/pdf/index_japanese.pdf

　（2023.3.25 アクセス）

Tanaka T, et al,: "Yubi-wakka" (finger-ring) test: A practical self-screening method for sarcopenia, and a

　predictor of disability and mortality among Japanese community-dwelling older adults. *Geriatr Gerontol*

　Int. 2018. 18. 224-232.

日本サルコペニア・フレイル学会：サルコペニア診療ガイドライン 2017 年版　一部改訂、ライフサイエンス出

　版、2020 年

【第3章】

1．高血圧

日本高血圧学会　日本高血圧学会高血圧治療ガイドライン作成委員会編集：高血圧治療ガイドライン 2019 年

　版、ライフサイエンス出版、2019 年

2．耐糖能異常

日本糖尿病学会：糖尿病診療ガイドライン 2019

日本放送協会：NHK スペシャル “血糖値スパイク” が危ない～見えた！糖尿病・心筋梗塞の新対策～

　https://www.nhk.or.jp/special/detail/20161008.html（2023.3.25 アクセス）

3．慢性閉塞性肺疾患

日本医療薬学会編：病態を理解して組み立てる　薬剤師のための疾患別薬物療法Ⅴ、南江堂、2012 年

日本呼吸器学会 COPD ガイドライン第 6 版作成委員会編：COPD 診断と治療のためのガイドライン第 6 版

　2022、メディカルレビュー社、2022 年

喘息と COPD のオーバーラップ（Asthma and COPD Overlap: ACO）診断と治療の手引き 2018 作成委員会

　編：喘息と COPD のオーバーラップ（Asthma and COPD Overlap: ACO）診断と治療の手引き〈2018〉、

　一般社団法人日本呼吸器学会、2017 年

日本循環器学会、日本肺癌学会、日本癌学会、日本呼吸器学会：禁煙治療のための標準手順書　第 8 版、2021

　年

Celli BR et al: *N Eng J Med*, 350, 1005-1012, 2004

Global Initiative for Chronic Obstructive Lung Disease (GOLD): Global Strategy for Prevention, Diagnosis

　and Management of COPD 2021: https://goldcopd.org/wp-content/uploads/2020/11/GOLD-REPORT-

　2021-v1.1-25Nov20_WMV.pdf（2023.3.25 アクセス）

Samukawa T et al: *Int J Chron Obstruct Pulmon Dis*, 12, 1469-1481, 2017

4．認知症

日本神経学会編：認知症疾患診療ガイドライン 2017、医学書院、2017 年

日本老年医学会 HP：https://www.jpn-geriat-soc.or.jp/tool/tool_02.html#cap_04（2023.3.25 アクセス）

日本老年医学会：高齢者の安全な薬物療法ガイドライン 2015 https://jpn-geriat-soc.or.jp/info/topics/

　20150427_01.html（2023.3.25 アクセス）

厚生労働省：かかりつけ医のための BPSD に対応する向精神薬ガイドライン 第 2 版（2016 年）

　https://www.mhlw.go.jp/stf/seisakunitsuite/bunya/0000135953.html（2023.3.25 アクセス）

厚生労働省：認知症施策推進大綱について

　https://www.mhlw.go.jp/stf/seisakunitsuite/bunya/0000076236_00002.html（2023.3.25 アクセス）

日本薬剤師会：日本薬剤師会・日本薬剤師研修センターが行う「健康サポート薬局研修」について～研修受講

から修了までの流れ～ https://www.nichiyaku.or.jp/activities/support/kensyu.html（2023.3.25 アクセス）

５．骨粗鬆症
日本骨粗鬆症学会、日本骨代謝学会、骨粗鬆症財団：骨粗鬆症の予防と治療ガイドライン 2015 年版、ライフ
　サイエンス出版、2015 年
日本骨粗鬆症学会ホームページ：http://www.josteo.com/ja/liaison/index.html（2023.3.25 アクセス）
厚生労働省：健康増進事業実施要領 https://www.mhlw.go.jp/file/05-Shingikai-10901000-Kenkoukyoku-
　Soumuka/14.pdf（2023.3.25 アクセス）
厚生労働省：フレイルサポーター養成テキスト、2016 年

６．がん疼痛緩和
日本緩和医療学会：がん疼痛の薬物療法に関するガイドライン（2014 年版）、金原出版、2014 年
日本緩和医療学会：がん疼痛の薬物療法に関するガイドライン（2020 年版）、金原出版、2020 年
WHO（世界保健機関）：WHO Guidelines for the pharmacological and radiotherapeutic management of
　cancer pain in adults and adolescents
　https://apps.who.int/iris/bitstream/handle/10665/279700/9789241550390-eng.pdf（2022.9.27 アクセス）

【第 4 章】
１．糖尿病薬
日本糖尿病学会：糖尿病治療ガイド 2022-2023、文光堂、2022 年

２．抗てんかん薬
厚生労働省：てんかん対策 https://www.mhlw.go.jp/stf/seisakunitsuite/bunya/0000070789_00008.html
　（2023.3.25 アクセス）
日本神経学会：てんかん診療ガイドライン 2018 https://www.neurology-jp.org/guidelinem/tenkan_2018.html
　（2023.3.25 アクセス）

３．血液凝固阻止剤
日本循環器学会：肺血栓塞栓症および深部静脈血栓症の診断，治療，予防に関するガイドライン（2017 年改訂
　版）https://js-phlebology.jp/wp/wp-content/uploads/2019/03/JCS2017_ito_h.pdf（2023.3.25 アクセス）
日本循環器学会：2020 年改訂版 不整脈薬物治療ガイドライン http://www.j-circ.or.jp/cms/wp-
　content/uploads/2020/01/JCS2020_Ono.pdf（2023.3.25 アクセス）
医療情報科学研究所編：病気が見える vol2 循環器 第 5 版、メディックメディア、2021 年
医療情報科学研究所編：病気が見える vol5 血液 第 2 版、メディックメディア、2017 年
島田和幸／川合眞一／伊豆津宏二／今井靖編：今日の治療薬 解説と便覧、南江堂、2022 年
堀　正二他編集：治療薬ハンドブック 2023 薬剤選択と処方のポイント、じほう、2023 年

４．ジギタリス製剤
日本循環器学会：循環器薬の薬物血中濃度モニタリングに関するガイドライン（2015 年版）
大阪医療センター：心房頻拍. https://osaka.hosp.go.jp/seisaku/kakusyu/fuseimyaku/index.html（2022.9.20
　アクセス）

５．免疫抑制薬 1
日本病院薬剤師会：ハイリスク薬に関する業務ガイドライン Ver. 2.2、2016 年
日本リウマチ学会：関節リウマチ治療におけるメトトレキサート（MTX）診療ガイドライン 2016 年改訂版、

羊土社、2016 年

日本リウマチ学会：関節リウマチ診療ガイドライン 2020、診断と治療社、2021 年

厚生労働省：間質性肺炎 重篤副作用疾患別対応マニュアル、2019 年

根岸雅夫：メトトレキサート治療中に間質性肺炎をきたした RA の 1 症例、*昭和医学会雑誌* 54（4·5）、284-287、1994 年

日本リウマチ学会：https://www.ryumachi-jp.com/general/casebook/kansetsu-riumachi/（2023.3.25 アクセス）

日本リウマチ財団：リウマチ情報センター、関節リウマチ薬物療法
https://www.rheuma-net.or.jp/rheuma/rm400/tr_dtherapy.html（2023.3.25 アクセス）

６．免疫抑制薬 2

厚生労働科学研究費補助金難治性疾患等政策研究事業：エビデンスに基づくネフローゼ症候群診療ガイドライン 2020、東京医学社、2020 年

７．抗悪性腫瘍薬

もっと知ってほしい大腸がんのこと、認定 NPO 法人キャンサーネットジャパン、2022 改訂

武田薬品工業株式会社：ベクティビックス適正使用ガイド　第 6 版

有害事象共通用語基準 v5.0 日本語訳 JCOG 版、米国 National Cancer Institute

Yamamoto D, et al,: Efficacy of S-1 in patients with capecitabine-resistant breast cancer-Japan Breast Cancer Research Network (JBCRN) 04-1 trial. *Anticancer Res*, 30. 3827-3831, 2010

Fuse N, et al,: Adjuvant capecitabine plus oxaliplatin after D2 gastrectomy in Japanese patients with gastric cancer: a phase II study. *Gastric Cancer*, 20. 332-340, 2017

Geyer CE, et al,: Lapatinib plus capecitabine for HER-2-positive advanced breast cancer. *N Eng J Med*, 355. 273-2743, 2006

中外製薬：ゼローダ、適正使用ガイド、2016 年

Rini BI, et al,: Comparative effectiveness of axitinib versus sorafenib in advanced renal cell carcinoma (AXIS): a randomised phase 3 trial. *Lancet*, 378. 1931-1939, 2017

Escudier B, et al,: Sorafenib in advanced clear-cell renal-cell carcinoma. *N Eng J Med*, 356. 125-134, 2007

厚生労働省：重篤副作用疾患別対応マニュアル 手足症候群

Maemoondo M, et al,: Gefitinib or chemotherapy for non-small-cell lung cancer with mutated EGFR. *N Eng J Med*, 362. 2380-2388, 2010

Shephred FA, et al,: Erlotinib in previously treated non-small-cell lung cancer. *N Eng J Med*, 353. 123-132, 2005

Sequist LV, et al,: Phase III study of afatinib or cisplatin plus pemetrexed in patients with metastatic lung adenocarcinoma with EGFR mutations. *J Clin Oncol*, 31. 3327-3334, 2013

Jonker DJ, et al,: Cetuximab for the treatment of colorectal cancer. *N Eng J Med*, 357. 2040-2048, 2007

Price TJ, et al,: Panitumumab versus cetuximab in patients with chemotherapy-refractory wild-type KRAS exon 2 metastatic colorectal cancer (ASPECCT): a randomised, multicentre, open-label, non-inferiority phase 3 study. *Lancet Oncol*, 15. 569-579, 2014

Schlumbrger M, et al,: Lenvatinib versus placebo in radiodine-refractory thyroid cancer. *N Eng J Med*, 372. 621-630, 2015

索　引

【記号、数字】

％1秒量（％FEV₁） ……………………… 71
%LBW（loss of body weight） …………… 24
1型糖尿病 ………………………… 108、109
1秒率 …………………………………… 37
1秒量 …………………………………… 37

【A, a】

AC（arm circumference） ……………… 25
ADL（activity of daily living）
 ………………………… 3、48、49、52、83
AMC（arm muscle circumference） ……… 25

【B, b】

Bazettの補正 ……………………………… 31
BI（Barthel lndex） ……………………… 49
BMD（Bone Mineral Density） ………… 26
blood coagulability ……………………… 45
BMI（body mass index） ……………… 22
body mass index（BMI） ……………… 22
BPSD（behavioral and psychological
 symptoms of dementia） … 46、47、80～83

【C, c】

COPD ……………… 18、35、36、71

【E, e】

Epidermal growth factor receptor ………… 140

【F, f】

FEV₁ …………………………………… 37
FEV₁% ………………………………… 37
FPS（Faces Pain Scale） ……………… 99
FVC（forced vital capacity） ………… 37

【H, h】

HbA1c …………………………………… 41

【I, i】

IADL（instrumental activity of daily living）
 ……………………… 3、48、49、83

IBW（ideal body weight） ……………… 24

【J, j】

JARD 2001（Japanese Anthropometric
 Reference Data 2001） ……………… 25
JCS（Japan Coma Scale） …………… 8、9

【M, m】

MCI ………………… 79、81、84～86

【N, n】

National Cancer Institute ……………… 140
NPI（Neuropsychiatric Inventory）
 ……………………… 47、48、82
NRS（Numerical Rating Scale）
 ………………… 99、102～104

【O, o】

obesity index …………………………… 22
OGTT …………………………………… 66

【P, p】

P波 ……………………………………… 30
PQ間隔 ………………………………… 30
PT ……………………………………… 46
PT-INR ……………………………… 45、46
pulse oximeter ………………………… 33

【Q, q】

QT延長 ………………………………… 28
QUS法 ……………………………… 26、88

【S, s】

SaO₂（arterial oxygen saturation）
 ……………………… 33、72、75
SOAP … 2、64、70、77、85、95、103、113
 119、126、130、133、138、145、147
Spirometry ……………………………… 36
SpO₂ ……………… 33～35、72、73、75～78
Stethoscope …………………………… 32
SVC（slow vital capacity） …………… 37

【T, t】

T 波 ……………………………………………… 30
TSF（triceps skinfold）………………………… 25

【V, v】

VAS（Visual Analogue Scale）……………… 99
vascular age …………………………………… 35
VC ……………………………………………… 37
VRS（Verbal Rating Scale）………………… 99

【Y, y】

YAM（Young Adult Mean）………… 26、88

【あ】

アカシジア ……………………………………… 83
アネロイド血圧計 ……………………………… 27

【い】

易呼吸姿勢 ……………………………………… 13
意識 …………………………………………… 8、9
痛みの強さ ………………… 97、99、102、103
イムノクロマトグラフィー ……………… 44、45
イヤーピース …………………………………… 32
インスリン抵抗性……………………… 66、108
インタビュー ……………………………… 5、47

【う】

ウエスト周囲径 ………………………………… 23
うつ病 …………………………………… 80、81

【え】

腋窩温 …………………………………… 10、21

【お】

オピオイドスイッチング ……………………… 101

【か】

改訂長谷川式簡易知能評価スケール ………… 46
拡張期血圧 ……………………… 15、16、58
加速度波加齢指数 ……………………………… 36
加速度脈波 ……………………………… 35、36
家庭血圧 ………………………………… 58、59
カフ圧 …………………………………………… 27

仮面高血圧 ……………………………… 16、58
カルシニューリン阻害薬 …………………… 136
間質性肺炎 ……………………………… 140、143
がん疼痛 ………………… 97、100、101

【き】

気管支拡張薬 ……………… 33、36、75、76
起坐呼吸 ………………………………………… 13
境界型糖尿病 …………………………………… 66

【く】

空腹時血糖値 …………………………… 66、67
グリコヘモグロビン ………………………… 41
グルコースオキシダーゼ ……………… 38、40
グルコースデヒドロゲナーゼ ……………… 38

【け】

携帯型心電計………………………………… 28
頸動脈 …………………………………………… 12
軽度認知障害（MCI）………………… 79、84
経皮的動脈血酸素飽和度 …………………… 33
血圧 ……………………………… 15、16、27
血圧コントロール ……………………………… 63
血液凝固阻止剤 ……………………………… 120
血液凝固能 …………………………………… 45
血管年齢 ………………………………… 35、36
血糖コントロール ……… 42、68、108、109
血糖値 …………………………………………… 38
血糖値スパイク………………………… 67、68
検体測定室 …………………………………… 67

【こ】

抗悪性腫瘍薬 ………………………………… 139
光線過敏症 …………………………………… 18
酵素電極法 …………………………………… 38
酵素比色法 …………………………………… 38
抗てんかん薬 ………………………………… 114
誤嚥性肺炎 ……………………………… 50、88
呼吸 ……………………… 13〜15、33、37
呼吸機能 ………………………………… 35、36
呼吸困難 ………… 71〜73、75、121、125
呼吸リハビリテーション …………………… 75
骨密度 …………………………… 26、87〜90

鼓膜温　……………………………………　22

コレステロール　…………　42、43、60、61

コロトコフ音　……………………………　27

【さ】

サルコペニア　……………………　56、72

酸素療法　…………………………　74、75

【し】

ジギタリス製剤　………………………　127

ジギタリス中毒　………………　127、128

視診　………………………………………　17

ジスキネジア　……………………………　83

持続血糖モニタリング　…………………　39

シックデイ　……………………………　109

自由行動下血圧　…………………………　58

収縮期血圧　………………　15、16、58

周辺症状　…………………………………　46

12 誘導心電計　…………………………　28

手段的日常生活動作　………　3、48、83

上腕筋囲長　………………………………　25

上腕三頭筋部皮下脂肪厚　………………　25

上腕周囲長　………………………………　25

上腕動脈　…………………………　12、15

食塩摂取量　………………………………　61

食後高血糖　………………………………　67

触診　………………………………………　20

診察室血圧　………………………………　58

【す】

水銀血圧計　………………………………　27

スティーブンス・ジョンソン症候群　……　18

スパイロメーター　………………　36、37

スパイロメトリー　………………　36、71

【せ】

生体電気インピーダンス測定法　………　24

接線法　……………………………………　31

せん妄　……………………………　89、90

喘息　………………………………　35、71

【そ】

足背動脈　…………………………………　12

【た】

体温　………………………………　10、11、21

体温計　……………………………　10、21、22

体重減少率　………………………………　24

体組成計　…………………………………　23

樽状胸　……………………………………　18

【ち】

チェストピース　…………………………　32

中核症状　…………………………………　46

中毒性皮膚壊死症　………………………　18

腸音　………………………………………　19

聴診　………………………………………　19

聴診器　……………………………　32、33

【て】

手足症候群　……………　18、140、142、143

低酸素血症　………………………………　35

低血糖（症状）　…………………　109～111

低 GI 食品　………………………………　68

【と】

橈骨動脈　…………………………………　12

疼痛コントロール　………………　102～104

糖尿病　……………………………………　108

糖尿病予備軍　……………………………　66

動脈血酸素飽和度　………………………　33

動脈硬化（症）　…………　35、36、66、67

トリグリセライド　………………………　43

【な】

内頸動脈　…………………………………　22

【に】

二次性高血圧　……………………　58、59

日常生活動作　………　3、48、52、83、142

日本人身体計測基準値　…………………　25

ニューモシスチスカリニ肺炎　…………　136

尿検査法　…………………………………　43

妊娠検査　…………………………………　44

妊娠糖尿病　………………………………　108

認知症　……………………………　3、46、79

【ね】

ネフローゼ症候群 ………………… 134、135

【は】

バーセルインデックス ……………… 49
パーソンセンタードケア ……………… 81
肺活量 ……………………………… 37
ハイリスク薬 ……………… i、109、132
白衣高血圧 ………………………… 16、58
ばち指 ………………………………… 18
はと胸 ………………………………… 18
発熱 ………………………………… 11
パルスオキシメーター …………… 33、34

【ひ】

肥満度 ………………………………… 22

【ふ】

フィジカルアセスメント
 … i、2、4、58、67、72、81、89、118、140
浮腫 ……………………… 17、18、20
プロトロンビン時間 ……………… 45、124

【へ】

ヘルスアセスメント ……………… i、2、4、6
偏側臥位呼吸 ………………………… 14

【ほ】

房室ブロック ……………………… 30、128
補正 QT 間隔 ……………………… 31、32
発疹 ……………………… 140、143
本態性高血圧 ……………… 58、59、63

【ま】

麻痺性イレウス …………………… 104
慢性閉塞性肺疾患（COPD）…… 18、36、71

【め】

免疫抑制薬 ………………… 131、134

【ゆ】

有害事象共通用語基準 ……………… 140

【り】

理想体重 ……………………………… 24
理想体重比 …………………………… 24

【ろ】

漏斗胸 ………………………………… 18
ローレル指数 ……………………… 23
ロコモティブシンドローム ……… 3、53、93

【わ】

ワルファリン ………………………… 45

薬剤師が実践する
フィジカルアセスメント　第2版
～健康サポートに必要な知識と技能～

2015 年 3 月 30 日　初版発行
2018 年 3 月 20 日　改訂版発行
2023 年 4 月 25 日　第 2 版発行

監　修　　数野　　博

編　著　　杉原　　成美・小嶋英二朗・
　　　　　猿橋　裕子

発　行　　ふくろう出版
　　　　　〒700-0035　岡山市北区高柳西町 1-23
　　　　　　　　　　友野印刷ビル
　　　　　TEL：086-255-2181
　　　　　FAX：086-255-6324
　　　　　http://www.296.jp
　　　　　e-mail：info@296.jp
　　　　　振替　01310-8-95147

印刷・製本　友野印刷株式会社
ISBN978-4-86186-876-4 C3047　©2023
定価は表紙に表示してあります。乱丁・落丁はお取り替えいたします。